Docteur É. LABAN

DE LA LÉGITIMITÉ

DE

L'ACCOUCHEMENT

ET DE L'AVORTEMENT

PROVOQUÉS DANS

L'ALBUMINURIE DE LA GROSSESSE

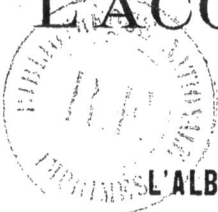

MONTPELLIER

IMPRIMERIE CENTRALE DU MIDI

(HAMELIN FRÈRES)

—

1894

DE LA LÉGITIMITÉ

DE L'ACCOUCHEMENT

ET DE L'AVORTEMENT

PROVOQUÉS DANS

L'ALBUMINURIE DE LA GROSSESSE

DE LA LÉGITIMITÉ

DE

L'ACCOUCHEMENT

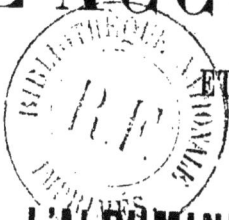

ET DE L'AVORTEMENT

PROVOQUÉS DANS

L'ALBUMINURIE DE LA GROSSESSE

PAR

Le Docteur É. LABAN

ANCIEN INTERNE DE L'HÔPITAL CIVIL DE BÔNE (ALGÉRIE)

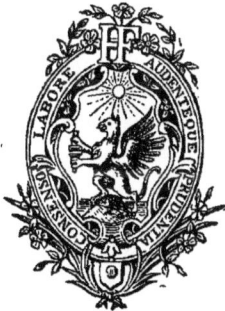

MONTPELLIER

IMPRIMERIE CENTRALE DU MIDI

(HAMELIN FRÈRES)

—

1894

C.

A MON PÈRE ET A MA MÈRE

A TOUS MES PARENTS

A MES AMIS

E. LABAN.

INTRODUCTION

Parmi les questions d'obstétrique qui ne sont pas encore définitivement résolues, il faut placer la légitimité de la provocation du travail dans l'albuminurie de la grossesse, et, à l'heure actuelle, l'accord est encore loin d'être fait, même entre les accoucheurs du plus grand mérite.

Lorsque le traitement médical demeure inefficace, et à plus forte raison lorsque les moyens thérapeutiques employés n'empêchent pas l'affection de s'aggraver, le praticien doit-il s'en tenir à l'expectation pure et simple ?

N'y a-t-il pas lieu, au contraire, en présence de cette albuminurie persistante et dont la gravité doit inspirer de grandes inquiétudes tant pour la mère que pour l'enfant, d'avoir recours au traitement obstétrical ; en un mot, n'est-il pas préférable, dans ce cas, d'interrompre le cours de la grossesse ?

Telles sont les deux opinions en présence.

A vrai dire, l'intervention a été proposée depuis assez longtemps déjà.

En effet, en 1855, Simpson (1) a été conduit à provoquer l'avortement dans un cas de grossesse, en raison d'une anasarque généralisée avec dyspnée, pour cause d'albuminurie.

_____

(1) *Edinb., med. J.*, août 1855, p. 184.

La malade, qui était en état de mort apparente en ce moment, se rétablit rapidement après l'avortement.

De même, Macnamara (1), en 1858, conseilla de provoquer l'accouchement prématuré, dans les cas de rétinite albuminurique de la grossesse, « le danger pour la vie autorisant et nécessitant l'intervention. »

Mais, tout au moins en France, l'attention ne s'est guère fixée sur ce sujet que depuis 1868, époque à laquelle le professeur Tarnier, dans une note ajoutée à la septième édition du *Traité d'accouchements* de Cazeaux, posa le premier les indications de l'accouchement provoqué chez les femmes albuminuriques.

Le traitement obstétrical de l'albuminurie de la grossesse, il faut bien le reconnaître, n'a jamais joui chez nous d'une grande faveur, et, au début surtout, il a été froidement accueilli.

Dans une discussion restée célèbre (2), Pajot, Guéniot, Charpentier, consultés par les docteurs Berne (de Lyon) et Arteaga (de la Havane), au sujet de la légitimité de la provocation du travail dans l'albuminurie gravidique, conclurent nettement à la non-intervention, et, actuellement encore, nombre d'accoucheurs émérites partagent cette manière de voir, ainsi qu'il ressort de l'enseignement de Lancereaux.

Néanmoins, en réponse à l'ostracisme dont a été frappé l'accouchement provoqué, il est bon de placer en regard des noms précédents, ceux de Stoltz, de Cazeaux, de Bailly, qui, avec Tarnier, ont préconisé et adopté cette pratique avec ou

(1) *The Lancet*, vol. XI, 1858.
(2) Société obst. et gynéc. de Paris, séance du 9 avril 1885.

sans réserves : telle est aussi l'opinion de Lugeol, de Doléris et du professeur Pinard, qui défendent le traitement obstétrical de toute leur autorité. Dans un récent article paru dans les *Nouvelles archives d'obstétrique et gynécologie* (1), le docteur Puech (de Montpellier) se déclare aussi partisan convaincu de la provocation du travail, alors que le traitement habituel par la diète lactée est demeuré sans résultats. Enfin, notre maître le professeur Grynfeltt, dans une leçon faite à la clinique d'accouchements, affirmait aussi, il y a peu de jours encore, la légitimité de l'intervention.

Mais c'est surtout à l'étranger que l'on a ardemment défendu le traitement obstétrical de l'albuminurie puerpérale ; les partisans de l'interruption de la grossesse sont même telment nombreux que, sous peine de faire une fastidieuse énumération, nous devons nous borner à citer les noms des principaux auteurs qui ont défendu cette doctrine.

En Allemagne, Mœricke, Schrœder, Flaischlen, Leyden, conseillent de provoquer l'avortement. Braun, Cohn, Lohlein, Fehling, n'acceptent que l'accouchement prématuré.

C'est surtout en Angleterre et en Amérique que le traitement obstétrical compte le plus de défenseurs ; tels sont Richardson, Macdonald, Priestley, Haultain, Fordyce Barker, Smith, R. Murray, Godson, R. Barnes, Gaillard Thomas, Fry, Partridge, Fruitnight, Janvrin, Grandin, Jewett.., etc..

Enfin les professeurs Halbertsma (d'Utrecht), Mijnlieff (de Breukelen) et Charles (de Liège) ont enrichi l'histoire de l'obstétrique d'observations qui plaident d'une façon tout à fait

(1) *Nouvelles arch. d'obst. et gyn.*, n° de mars 1894.

concluante en faveur de la provocation du travail dans les cas d'albuminurie grave ou persistante de la grossesse.

En présence d'une question aussi controversée, il nous avait paru intéressant d'étudier, sans parti pris, les faits ainsi que les opinions, les résultats obtenus en même temps que les travaux élaborés sur la matière, lorsque le Dr Puech, ayant été appelé à donner ses soins à une albuminurique dont l'histoire se trouve rapportée et résumée dans notre dernière observation, attira plus vivement encore notre attention sur ce point. Nous fûmes ainsi conduit, après un examen impartial de tous les matériaux relatifs à l'étude que nous avions entreprise, à cette conviction que l'accouchement prématuré artificiel et même l'avortement provoqué peuvent être légitimes dans l'albuminurie de la grossesse.

Telles sont les considérations qui nous ont engagé à aborder ce sujet dont l'intérêt paraît de plus en plus attrayant à mesure qu'on l'approfondit; nous nous hâtons, d'ailleurs, d'ajouter que nous n'avons nullement la prétention d'avoir fait une œuvre originale; notre but, plus modeste, a été simplement de grouper et de mettre en relief les arguments qui militent en faveur de la provocation du travail dans les formes graves de l'albuminurie de la grossesse, et surtout quand cette affection est rebelle au traitement médical; aussi avons-nous systématiquement rejeté le côté théorique pour envisager cette étude uniquement au point de vue clinique.

Nous avons été ainsi tout naturellement amené à adopter, pour notre travail, la division suivante :

Dans un premier chapitre, nous passons brièvement en revue les diverses variétés de l'albuminurie de la grossesse.

Nous examinons, en second lieu, les conséquences que peut entraîner l'albuminurie tant pour la mère que pour l'enfant, en faisant suivre cet exposé de la description des lésions placentaires et de leur influence sur le développement du fœtus.

Nous abordons ensuite l'étude du traitement, non, toutefois, sans avoir fait précéder l'institution de la conduite thérapeutique d'un paragraphe spécialement consacré à mettre en évidence la légitimité de l'accouchement et de l'avortement provoqués dans le cas d'albuminurie de la grossesse.

Enfin, un certain nombre d'observations résumées, soigneusement choisies et tirées des littératures française et étrangère, serviront de pièces justificatives à l'appui de nos conclusions.

Mais, avant d'entrer en matière, nous sommes heureux de pouvoir exprimer à M. le docteur Puech, chef de clinique d'accouchements, nos sentiments de vive reconnaissance pour les excellents conseils qu'il nous a prodigués au cours de ce travail, ainsi que pour la bienveillante sympathie qu'il n'a cessé de nous témoigner pendant notre séjour à Montpellier.

Que nos maîtres de l'hôpital civil de Bône trouvent ici l'expression de notre gratitude pour les bontés qu'ils ont eues pour nous, durant notre internat.

Nous adressons aussi nos respectueux remerciements à tous nos maîtres de la Faculté de Montpellier pour le précieux enseignement que nous avons reçu à leur école, et en particulier à M. le professeur Grynfeltt, qui nous fait aujourd'hui l'honneur d'accepter la présidence de notre thèse.

DE LA LÉGITIMITÉ
DE L'ACCOUCHEMENT
ET DE L'AVORTEMENT

PROVOQUÉS DANS

L'ALBUMINURIE DE LA GROSSESSE

CHAPITRE PREMIER

Que faut-il entendre par albuminurie de la grossesse ?

Avec la grossesse peuvent coexister de nombreuses affections susceptibles d'imprimer de graves modifications à l'organisme maternel et de retentir sur le fœtus.

Parmi celles-ci, l'albuminurie se recommande tout spécialement à l'attention du clinicien, en raison de sa grande fré quence, de l'incertitude qui plane sur son issue et des conséquences qu'elle peut entraîner aussi bien pour la mère que pour l'enfant. De là, l'obligation de chercher à la reconnaître aussi vite que possible, afin de la combattre par un traitement approprié.

Depuis la brillante découverte de Lever et Simpson, en 1843, qui les premiers ont affirmé les rapports de l'albuminurie avec l'éclampsie, les recherches des accoucheurs se sont toujours dirigées du côté des reins des femmes enceintes, et il est constant que très souvent cet organe est le siège d'une modification soit temporaire, soit persistante.

Sans vouloir entreprendre la discussion des diverses théories pathogéniques de l'albuminurie de la grossesse, théories d'ailleurs encore fort controversées à l'heure actuelle, nous nous placerons à un point de vue purement pratique, ne voulant considérer l'albuminurie que comme un symptôme qui traduit l'état de souffrance d'un organe, symptôme qui n'est autre chose en réalité que le cri du rein malade.

Néanmoins il importe de différencier l'albuminurie suivant l'époque à laquelle elle apparaît, suivant les conditions dans lesquelles elle se manifeste, ce qui nous amène à distinguer plusieurs espèces d'albuminurie.

Et d'abord, l'*albuminurie du travail*, qui n'apparaît qu'au moment du travail de l'accouchement. Elle est de très courte durée, puisqu'elle finit en général quelques heures après la délivrance, ou au plus tard dans les deux ou trois jours qui suivent l'accouchement. Elle est d'ordinaire très peu abondante, et son pronostic est des plus bénins; nous n'avons d'ailleurs pas à nous en occuper dans cette étude.

L'albuminurie survenant dans le cours de la grossesse peut se rencontrer dans trois circonstances différentes :

1° *Albuminurie transitoire*. — Cette albuminurie qui a pour principal caractère d'être, comme la précédente, essentiellement passagère, n'offre rien de bien particulier à signaler. Elle reconnaît vraisemblablement pour causes toutes celles qui peuvent donner naissance à l'albuminurie en dehors de la puerpéralité : par exemple, un travail musculaire considérable, une grande fatigue, l'ingestion d'une quantité excessive d'aliments riches en albumine, tels que des œufs mal cuits.

L'albumine contenue dans l'urine est en très faible quantité; son apparition ne provoque aucune réaction générale de l'organisme; sa durée est de quelques jours à peine. Nous ne saurions mieux la comparer, ainsi que l'albuminurie du travail, qu'à l'albuminurie signalée chez les jeunes soldats, d'ailleurs bien portants, à la suite de marches ou d'exercices militaires.

Son pronostic est très favorable; il est toutefois à noter (Tarnier et Budin) qu'une albuminurie qui aurait été transitoire chez une autre personne, pourra, chez une femme enceinte, se transformer en véritable albuminurie gravidique.

2° *Albuminurie liée à une néphrite préexistante.* — Rien n'empêche une femme brightique de concevoir ; mais, dans ce cas, la grossesse influencera d'une façon très défavorable, l'albuminurie ainsi que les lésions rénales préexistantes, et même elle leur imprimera un cachet de gravité tout spécial. Si la néphrite avait antérieurement une marche torpide, provoquant une albuminurie légère, ne donnant lieu qu'à peu ou point d'œdème, à des troubles généraux peu marqués, on voit d'ordinaire, sous l'influence de la gestation, les lésions rénales s'accentuer, la quantité d'albumine devenir plus considérable, les phénomènes généraux s'aggraver et des symptômes d'urémie apparaître beaucoup plus vite que si la malade n'était pas devenue enceinte.

Parfois, cependant, les malades arrivent au terme de la gestation, et il est même assez fréquent d'observer alors, après la délivrance, un stade de répit dans la marche de la maladie: mais trop souvent les troubles sont si profonds que les femmes succombent peu après l'accouchement.

Le pronostic est donc très sombre, et, de toutes les albuminuries de la femme enceinte, la plus redoutable est celle
qui est due à une néphrite antérieure à la grossesse. Même
dans les cas les plus favorables, il faut s'attendre à ce que
la gestation aggrave la maladie de Bright, et il y a toujours
lieu de craindre que l'albuminurie et les lésions rénales se
montrent, après la déplétion de l'utérus, notablement supé-
rieures à ce qu'elles étaient au moment de la conception.

3° *Albuminurie gravidique proprement dite.* — Enfin,
assez souvent, dans le cours de la grossesse, à un moment
indéterminé, quoique le plus souvent dans le dernier trimestre, on constate de l'albuminurie, sans qu'il soit possible de
rattacher ce symptôme à une des causes précédentes. On ne
peut non plus incriminer à son origine, ni le froid, ni une
maladie infectieuse, ni une affection cardiaque, ni une dia-
thèse, aucune enfin des influences connues comme susceptibles de provoquer une néphrite.

Cette albuminurie apparaît sans qu'on puisse, pour expli-
quer sa production, trouver d'autre cause que la grossesse
elle-même et les modifications qu'elle imprime à l'organisme
maternel : c'est pourquoi on donne plus particulièrement aux
cas de ce genre le nom d'albuminurie gravidique.

Le pronostic de cette affection est assez sérieux, puisque
presque toujours l'albuminurie gravidique, une fois produite,
persiste jusqu'à la fin de la gestation, avec ou sans lésions
du rein. Il est vrai qu'elle disparaît le plus habituellement
quelques jours après l'accouchement, mais elle peut aussi se
transformer en véritable maladie de Bright : de plus, elle peut
encore, bien que le fait soit tout à fait exceptionnel, occasionner la mort par suite des complications auxquelles elle
donne quelquefois naissance.

Si on considère la diversité des albuminuries de la grossesse, on voit que le diagnostic pourra être hésitant, que parfois on sera en droit de se demander dans quelle catégorie il faut placer telle ou telle albuminurie survenant chez une femme enceinte.

Mais l'albuminurie du travail (que nous laissons d'ailleurs de côté ici), de même que l'albuminurie transitoire, n'intéressent guère le clinicien en raison de la bénignité de leur pronostic et de l'action si faible, on pourrait même dire négligeable, qu'elles exercent tant sur le produit de la conception que sur l'organisme maternel.

Il ne reste donc que l'albuminurie gravidique et l'albuminurie liée à une néphrite préexistante qui, seules, méritent de fixer l'attention, en raison des conséquences graves qu'elles peuvent entraîner, aussi bien pour la mère que pour l'enfant. Or ces conséquences, que nous allons passer en revue dans le chapitre suivant, sont semblables dans un cas comme dans l'autre : les indications thérapeutiques devront donc être identiques.

Par suite, si la distinction des diverses albuminuries de la grossesse peut être malaisée, en pratique nous n'avons pas à nous préoccuper du diagnostic différentiel : nous devons nous contenter de la simple constatation de la présence de l'albumine dans l'urine d'une femme enceinte, et de ce fait découle l'obligation d'instituer aussitôt le traitement de l'albuminurie.

La preuve de la proposition que nous avançons ressortira d'ailleurs de l'exposé même de cette thèse.

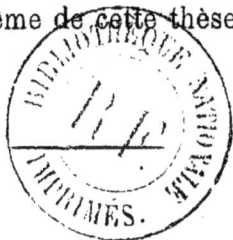

CHAPITRE II

Conséquences de l'albuminurie de la grossesse

L'albuminurie de la grossesse peut se terminer : 1° par retour à la santé: c'est la solution la plus ordinaire ; 2° par passage à l'état chronique ; 3° plus rarement, les progrès de la maladie peuvent occasionner la mort.

Mais la gravité du pronostic dépend surtout de la possibilité de complications et de l'importance des conséquences qui peuvent en résulter.

C'est l'étude de ces conséquences de l'albuminurie, — et pour la mère et pour l'enfant, — que nous allons aborder dans ce chapitre.

A. — CONSÉQUENCES POUR LA MÈRE

1° ÉCLAMPSIE. — De toutes les complications de l'albuminurie non traitée, la plus commune et la plus grave est sans contredit l'éclampsie, qui peut survenir à toutes les époques de la puerpéralité, soit pendant la grossesse, soit pendant le travail, soit pendant les suites de couches.

Ce n'est que depuis la publication des travaux de M. Bouchard sur les auto-intoxications, qu'on a pu établir les rapports réciproques de l'albuminurie et de l'éclampsie.

Voici, d'ailleurs, en l'état actuel de la science, à quelle conception on est arrivé.

Du fait de la grossesse, tous les organes éliminateurs, le

foie, l'intestin et notamment le rein, subissent des altérations dans leur fonctionnement; ils peuvent même être le siège de dégénérescence des éléments anatomiques, d'où résulte *une gêne dans l'élimination.*

Or il est prouvé que, lorsque l'élimination (par la sueur, par les urines, etc.) est insuffisante, il se produit par contre-coup la rétention plus ou moins complète des substances toxiques qui sont élaborées dans l'organisme à l'état normal.

D'autre part, l'expérience a démontré que pendant la grossesse il existe en quelque sorte *une hyperproduction de ces toxines,* dont quelques-unes étant convulsivantes peuvent agir sur les centres nerveux.

Il est donc logique d'admettre que l'éclampsie est due uniquement à la rétention de matières toxiques résultant d'une élimination insuffisante jointe à une production exagérée de ces toxines.

Ceci établi, quelle signification est-on en droit d'attribuer à l'albuminurie par rapport à l'éclampsie?

L'albuminurie, nous le savons, est le témoignage d'un état de souffrance du rein, et, à ce titre, elle peut nous faire prévoir jusqu'à un certain point qu'il y a accumulation de toxines dans l'organisme maternel, et partant, imminence d'é-clampsie.

Toutefois, la quantité d'albumine renfermée dans l'urine n'est pas proportionnelle au trouble rénal, et, de la constatation d'une albuminurie intense, nous ne pouvons conclure à un état d'altération profonde du rein; ce qui nous donne l'explication des contradictions apparentes qui existent entre ce symptôme et l'éclampsie. Nous voyons ainsi que l'éclampsie, même d'origine rénale, peut exister avec une faible albuminurie, et inversement, qu'une albuminurie intense n'aboutit pas forcément aux convulsions.

Ce qu'il nous importe de retenir, c'est que l'albuminurie

peut être considérée, selon l'heureuse expression de M. Auvard, « comme une sonnette d'alarme de l'économie, avertissant du trouble qui existe dans le fonctionnement du rein. Mais le signal peut ne pas être proportionné au danger qui menace, et le médecin doit se garder de voir dans l'albuminurie autre chose qu'un simple signal et de considérer cette affection comme un critérium, un thermomètre de l'affection rénale. »

Il résulte de ce qui précède que, du seul fait de l'existence de l'albuminurie dans l'urine d'une femme enceinte, à un moment quelconque de la grossesse et en quelque quantité que ce soit, que l'on se trouve en présence d'une albuminurie gravidique proprement dite ou d'une néphrite préexistante, on doit toujours conclure à la possibilité de l'éclampsie. On essaiera par conséquent de prévenir cette redoutable complication en favorisant par un traitement approprié le bon fonctionnement du rein, et en réduisant au minimum, par une alimentation spéciale, les déchets organiques susceptibles de se transformer en substances toxiques.

2° CONSTITUTION D'UNE NÉPHRITE CHRONIQUE.— L'éclampsie n'est pas la seule complication que l'on ait à redouter chez l'albuminurique. Si l'attention a été, depuis longtemps, à peu près uniquement fixée sur cette affection, en raison de ses rapports étroits avec l'albuminurie, et en raison aussi de sa fréquence et de la gravité du pronostic qu'elle entraîne, il ne faut pas oublier qu'il est d'autres conséquences qui, elles aussi, justifient toute la sollicitude de l'accoucheur. Tel est le sérieux appoint fourni par le rein adultéré dans le développement d'une maladie de Bright consécutive à l'albuminurie de la grossesse.

Quelle que soit, en effet, la cause de l'albuminurie, son existence et surtout sa persistance doivent inspirer des craintes au sujet de l'avenir rénal de la mère. Assurément cette transformation en néphrite chronique ne constitue pas un mode de terminaison habituel : c'est ainsi que l'albuminurie transitoire n'a aucun effet fâcheux sur le rein, et que l'albuminurie gravidique proprement dite peut elle-même ne donner lieu qu'à des lésions insignifiantes, si elle n'apparaît que tout à fait à la fin de la grossesse : dans ce cas, tout rentre dans l'ordre dans les jours qui suivent l'accouchement, le rein n'ayant pas eu le temps d'être sérieusement atteint et de subir des modifications dans sa structure. C'est ce qui se passe dans la majorité des cas, l'albuminurie faisant habituellement son apparition dans le dernier trimestre de la grossesse et cessant après la délivrance.

Mais, bien que le fait soit plus rare, il n'est pas exceptionnel de voir l'albuminurie se déclarer dès le cinquième mois et même dans la première moitié de la gestation. Ce qui doit inspirer alors des inquiétudes, c'est bien plutôt cette apparition précoce que l'intensité du symptôme, car au trouble fonctionnel persistant depuis les premiers mois de la grossesse jusqu'à l'époque de l'accouchement pourra succéder une lésion, légère au début, mais qui aura le temps, dans le cours de la grossesse, de devenir une véritable néphrite chronique. Donc, si la lésion rénale n'est pas enrayée à temps par un traitement efficace, la femme pourra devenir brightique.

Dans ce cas, la progression suivant laquelle évoluera l'affection rénale créée par le gravidisme est la suivante :

1er degré.— Congestion rénale.—Albuminurie peu intense. — Lésion épithéliale légère.

2e degré. — Augmentation de l'albuminurie et diminution de l'urée. — Lésion plus avancée et tendance à passer à l'état définitif.

3ᵉ degré. — Altération profonde du parenchyme. — Diminution plus ou moins considérable de la fonction.

De ce qui précède, il résulte qu'il y a toujours lieu de se préoccuper de l'avenir rénal de la mère, lorsque l'albuminurie gravidique aura une durée considérable.

3° AGGRAVATION D'UN ÉTAT RÉNAL PRÉEXISTANT. — Comme on peut le prévoir, d'après l'action nocive exercée sur les reins par la gestation, les lésions rénales préexistantes sont influencées d'une façon fâcheuse par le gravidisme. Aussi est-ce dans les cas de néphrite antérieure à la grossesse que l'albuminurie gravidique apparaît le plus tôt, quelquefois même à une époque très rapprochée du moment de la conception. Or nous venons de voir de quelle importance est cette apparition précoce de l'albuminurie et quelle signification on est en droit de lui attribuer.

En général, lorsqu'une femme brightique devient enceinte, la maladie dont elle est atteinte prend aussitôt un caractère de gravité très marqué, et l'albuminurie ainsi que les lésions rénales sont plus sérieuses. Ce caractère est si net que, fréquemment, le début d'une grossesse fait diagnostiquer une maladie de Bright, à marche torpide, à manifestations insidieuses, qui était jusque-là restée inaperçue de la malade, et dont les symptômes, prenant tout à coup une acuité très sensible, sont par cela même renforcés ou mis en relief. Aussi peut-on, jusqu'à un certain point, exonérer le gravidisme de la plupart des néphrites dont l'existence se révèle au commencement de la grossesse ; ces néphrites, en réalité, remontent d'ordinaire à un temps plus ou moins éloigné, antérieur à la gestation, le moment où apparaît l'albuminurie ne coïncidant pas avec le début de l'affection.

Quoi qu'il en soit, une néphrite préexistante à la grossesse a toujours, par le fait même de la gestation, une tendance à s'aggraver et à suivre une marche plus rapide. L'accouchement exercera, il est vrai, une influence favorable sur le processus ; mais, si l'on voit diminuer, après la délivrance, la quantité d'albumine contenue dans l'urine, on pourra néanmoins, presque toujours, constater qu'elle reste supérieure à ce qu'elle était avant la grossesse, ce qui aggrave encore le pronostic déjà peu favorable de la maladie de Bright.

En pareil cas, il est certain que la fonction rénale sera bien compromise : toutefois, lorsque les lésions sont devenues profondes, il est rare que la nature laisse la gestation arriver à terme, et habituellement l'interruption de la grossesse sauve la vie de la mère aux dépens de celle de l'enfant. Nous aurons d'ailleurs à rappeler ce fait, lorsque dans notre chapitre consacré à l'institution de la conduite thérapeutique, nous inspirant de ce phénomène naturel pour l'imiter, nous conseillerons, dans certaines circonstances, de provoquer le travail prématurément pour parer aux dangers que la gravité de l'affection fait courir à la mère.

4° AUTRES CONSÉQUENCES DE L'ALBUMINURIE. — LÉSIONS OCULAIRES. — HÉMORRAGIES. — A côté de l'éclampsie et de la néphrite chronique, parmi les conséquences de l'albuminurie de la grossesse, nous devons placer l'urémie comateuse et l'urémie dyspnéique, complications peu fréquentes, mais aussi graves que les précédentes, puisqu'elles peuvent amener la mort.

Nous tiendrons également grand compte des différents troubles de la vision, dont la coïncidence avec l'albuminurie a été constatée depuis longtemps. Ces phénomènes, auxquels Simpson et Imbert-Gourbeyre ont donné le nom d'amaurose albuminurique, s'accompagnent de lésions de la rétine et du nerf optique, qui constituent la rétinite albuminurique et sont l'indice de profondes modifications de l'organisme dues à une maladie de reins assez avancée.

Les troubles oculaires qui accompagnent ces altérations sont d'une intensité qui varie avec celle des lésions anatomiques, depuis un simple affaiblissement de la vue, une amblyopie légère, la sensation d'un brouillard plus ou moins opaque qui masque les objets, la perception de cercles lumineux, l'hémiopie, etc., jusqu'à la cécité la plus complète, qui, suivant Chronis, est due à l'atrophie du nerf optique. Cette cécité peut être momentanée, mais en général il y a tout lieu de craindre qu'elle ne demeure persistante. Aussi, pour Macnamara (1), la constatation de troubles de la vision est-elle une indication d'accouchement prématuré : « La rétinite albuminurique de la grossesse, dit-il, évolue vite ; elle tend rapidement à laisser des traces indélébiles ; la cécité absolue peut en être la conséquence à courte échéance. Le danger pour la vue, les convulsions souvent fatales qui apparaissent au moment de l'accouchement, autorisent et nécessitent l'intervention du médecin. »

Outre ces symptômes concomitants de l'albuminurie, il en est d'autres tels que les hydropisies des divers organes, la dyspnée, etc., dont l'existence peut à elle seule constituer une complication dangereuse et sur lesquels l'attention est appelée dans tous les traités classiques : nous nous bornerons à signaler une dernière conséquence de l'albuminurie de la grossesse, la prédisposition aux hémorragies.

Ces hémorragies, liées à l'albuminurie des femmes enceintes, ont été constatées par un grand nombre d'observateurs, depuis que le travail de Blot les a signalées. Elles sont très fréquen-

(1) Macnamara, *Rétinite albuminurique de la grossesse,* etc. (*The Lancet,* vol. XI, 1858).

tes et peuvent avoir pour siège différents organes. La femme enceinte albuminurique est en effet prédisposée, cela est avéré, aux épistaxis, à de véritables hématuries, aux hémorragies rétiniennes, aux hémorragies du foie, du cerveau, ces dernières pouvant entraîner des paralysies plus ou moins persistantes, enfin et plus spécialement aux hémorragies utérines puerpérales.

Ces hémorragies, se produisant après l'accouchement, à la délivrance, sont celles qui se rencontrent le plus fréquemment et qui ont la plus grande importance, en raison de la rapidité avec laquelle elles peuvent atteindre un degré de gravité extrême.

Enfin, il est encore une autre variété d'hémorragies dont la gravité est aussi très grande et dont la fréquence est telle qu'on peut les considérer comme constantes chez les femmes atteintes d'une albuminurie un peu persistante : ce sont les hémorragies placentaires, qui n'ont été bien étudiées que depuis quelques années et que nous nous bornons à signaler ici, nous réservant d'en parler plus en détail à la fin de ce chapitre, au sujet des lésions placentaires dues à l'albuminurie de la grossesse.

En résumé, le pronostic de l'albuminurie gravidique, déjà très grave en lui-même, est encore assombri par la possibilité de conséquences redoutables pour la mère et qui doivent toujours être présentes à l'esprit de l'accoucheur : ce sont l'éclampsie, la constitution ou l'aggravation d'une néphrite chronique, les hémorragies.

B. — CONSÉQUENCES POUR L'ENFANT

En matière d'obstétrique, il y a toujours un double pronostic à porter, l'un qui regarde la mère et l'autre qui concerne le fœtus.

Cette considération nous amène, après avoir passé en revue les complications éventuelles susceptibles d'aggraver l'état de la mère, à envisager les conséquences de l'albuminurie de la grossesse pour l'enfant.

A ne consulter que les ouvrages des anciens tocologues, on voit que le désaccord le plus complet règne sur la question des rapports du développement du fœtus avec l'albuminurie.

Pour les uns, Blot par exemple, les enfants nés de femmes albuminuriques présentent un développement normal, et leur poids est sensiblement le même que celui d'enfants nés après une grossesse physiologique.

D'autres, tels que Depaul et Petit, trouvent une grande fréquence d'enfants chétifs et peu développés.

D'autres enfin, avec Hofmeier et Braun, reconnaissent que très souvent, dans les cas d'albuminurie, l'enfant meurt dans la cavité utérine ou bien est expulsé alors qu'il n'est pas encore viable. C'est ainsi que, sur 35 enfants nés de mères albuminuriques, on compterait 20 mort-nés, et que Braun considère qu'en un quart des cas on a avortement ou mort dans la cavité utérine.

L'étude des lésions placentaires nous donnera dans un instant l'explication de cette divergence d'opinions à propos du développement du fœtus chez les albuminuriques.

D'ailleurs les travaux récents de Fehling et Pinard ont fait la lumière sur cette question, et il est maintenant admis sans conteste que l'albuminurie, loin de n'avoir aucune action sur le développement du fœtus, comme on l'a longtemps affirmé, exerce au contraire sur celui-ci une influence désastreuse, et que les conséquences de l'albuminurie de la grossesse sont encore plus fâcheuses pour l'enfant que pour la mère.

Ces conséquences funestes pour le fœtus sont: l'avortement, la mort dans la cavité utérine, la naissance prématurée avec faible viabilité consécutive.

Ainsi la mortalité fœtale du fait de l'albuminurie est excessive. Voici, du reste, les résultats fournis par quelques statistiques :

Oui, 57 %;   Hofmeier, 57,1 %;   Rossier, 55 à 60 %;
Cohn, 82 %;   Wiedow et Fehling, 84 %.

Et, en effet, s'il est évident, à *priori*, que toutes les complications maternelles retentissent sur l'organisme fœtal et exercent sur lui leur influence, il est bien certain aussi, qu'en outre, l'albuminurie de la grossesse peut à elle seule amener toutes les conséquences que nous venons d'exposer et dont la moindre est la naissance à terme, avec un arrêt de développement tel que l'enfant offre toutes les apparences d'un prématuré, que par suite il est destiné à succomber peu de temps après sa naissance ou tout au moins à conserver longtemps les stigmates de la maladie dont il a eu à souffrir dans sa vie intra-utérine.

La confirmation de ces faits se trouve dans les paroles suivantes de Varnier, qui, en exposant les résultats des travaux de son maître, le professeur Pinard, rappelle l'influence de l'albuminurie sur la mère et établit en même temps ses conséquences pour le fœtus :

« A côté des cas dans lesquels l'albuminurie guérit après l'accouchement, fait habituel, ou récidive et peut devenir chronique, fait rare, il en est d'autres où, en dehors de l'éclampsie, l'affection rénale est assez intense pour amener la mort chez une primipare avant l'accouchement, par urémie comateuse ou dyspnéique. Mais ce sont là des faits exceptionnels et dont le nombre doit diminuer à mesure que sera mieux connu et mieux employé la médication souveraine de l'albuminurie gravidique, le régime lacté.

« Plus habituellement, l'albuminurie gravidique sérieuse se borne à tuer l'enfant, soit qu'il succombe dans l'utérus, soit qu'il soit expulsé prématurément à une époque où il n'est pas viable. Souvent enfin, l'albuminurie gravidique borne son action à entraver le développement de l'enfant qui naît plus ou moins près du terme. Ce sont ces enfants longs et maigres qui donnent avec la couveuse les résultats les plus beaux et les plus rapides. »

Il est dès lors facile de comprendre que, dans les cas d'albuminurie légère, comme l'albuminurie transitoire ou l'albuminurie gravidique qui ne se manifeste que dans les derniers jours de la grossesse, la vitalité du fœtus n'est en rien influencée, et les enfants nés dans ces conditions sont aussi vigoureux et aussi bien développés que ceux qui viennent au monde après une grossesse normale.

Que si, au contraire, l'albumine apparaît dans l'urine longtemps avant l'époque de l'accouchement, le fœtus aura le temps de souffrir de l'affection maternelle, ce qui se traduira à sa naissance par un état d'infériorité physique.

A plus forte raison, si l'albuminurie se déclare au début de la grossesse ou si la lésion rénale était préexistante à la gestation, le fœtus ressentira le contre-coup de l'état général de sa mère ; il sera entravé dans son développement, et pourra, soit naître avant terme, soit mourir *in utero*, suivant l'époque à laquelle remonte l'albuminurie et la rapidité avec laquelle l'affection aura évolué.

On ne saurait donc nier les conséquences fâcheuses de l'albuminurie de la grossesse pour le fœtus et leur influence sur le chiffre de la mortalité infantile. Les statistiques sont même tellement significatives à ce sujet, que Fehling a classé les lésions rénales de la mère parmi les causes de la mort habituelle du fœtus, immédiatement après la syphilis.

Malheureusement, si nous sommes très bien armés pour

combattre l'affection de la mère ainsi que ses complications, il nous est fort difficile d'aider le fœtus dans la lutte contre l'albuminurie. Nous ne pouvons guère qu'essayer, dans certains cas, de le soustraire à ces causes de souffrance par l'accouchement prématuré provoqué, alors que sa viabilité paraît assurée et qu'un séjour plus long dans la cavité utérine ne peut que lui être préjudiciable,

C. — LÉSIONS PLACENTAIRES

Nous venons de signaler les conséquences de l'albuminurie gravidique pour l'enfant ; nous allons maintenant donner l'explication de cette influence néfaste sur le fœtus, en exposant le mécanisme suivant sur lequel elle s'exerce.

Les recherches récentes de Fehling, et surtout celles de Pinard, ont parfaitement démontré cette influence : elles ont attiré l'attention des accoucheurs sur les relations de cause à effet qui existent entre les lésions placentaires des albuminuriques et les altérations rénales gravidiques, et sur les rapports de ces lésions avec le développement du fœtus et l'époque de son expulsion.

Nous avons vu précédemment que l'albuminurie prédispose les gestantes aux hémorragies, et notamment aux hémorragies placentaires. Ces hémorragies agissent sur l'organisme maternel et par contre-coup sur le fœtus.

Elles peuvent être de deux sortes : 1° inter-utéro-placentaires ; 2° intraplacentaires.

Nous allons voir que les premières sont susceptibles d'entraîner l'avortement ou l'accouchement prématuré, tandis que les secondes peuvent avoir pour résultat, suivant leur intensité ou leur répétition, soit la mort dans la cavité utérine, soit seulement la chétivité, la faiblesse congénitale de l'enfant.

1° L'hémorragie inter-utéro-placentaire consiste en un épanchement de sang qui se fait entre l'utérus et le placenta ; elle peut être interne ou externe, suivant que le sang extravasé reste enfermé entre les deux parois utérine et placentaire, ou qu'il s'écoule à l'extérieur après avoir décollé le placenta sur un de ses bords. De là, suivant l'intensité de l'hémorragie, apparition de douleurs s'irradiant vers le rein, d'un état de contracture tétanique de l'utérus (1), quelquefois enfin des phénomènes généraux habituels aux hémorragies.

La conséquence de cette complication est facile à prévoir : l'œuf une fois décollé joue le rôle de corps étranger ; par suite le muscle utérin entrera en contraction ; d'où, finalement, l'expulsion du produit de la conception. Le résultat sera donc tantôt l'avortement et tantôt l'accouchement prématuré, suivant l'époque de la grossesse à laquelle aura lieu l'hémorragie.

2° Quant aux hémorragies intraplacentaires, déjà bien décrites par Fehling et Pinard, elles sont encore mieux connues depuis les travaux de Wiedow, Cohn et Rossier.

Elles consistent en petits foyers, de nombre et de volume variables, épanchés dans le tissu placentaire. Il peut n'y en avoir qu'un ou deux, mais le plus souvent on en compte de trois à six : chez les femmes dont l'albuminurie a eu une longue durée, il n'est pas rare d'en trouver dix ou douze : on en a même vu vingt et plus.

Le volume ordinaire de ces hématomes est celui d'une cerise, mais ils atteignent souvent les dimensions d'un œuf de pigeon, tandis que quelquefois ils ont à peine la grosseur d'un pois.

Toujours est-il que ces foyers hémorragiques réduisent par leur présence dans le tissu placentaire la surface per-

(1) Voir obs. XVII.

méable et utile de cet organe, et atrophient ou détruisent les villosités choriales dans les points où s'est fait l'épanchement sanguin.

Les placentas des albuminuriques, lorsqu'ils ont été le siège de plusieurs hémorragies, à des époques différentes de la grossesse, présentent un aspect tout à fait caractéristique : ils sont petits, recroquevillés, atrophiés. On trouve en outre, tantôt sur leur face utérine, tantôt et plus habituellement sur leur face fœtale, des noyaux hémorragiques anciens ou récents ; il existe là de véritables apoplexies. La consistance et la coloration de ces noyaux sont variables : les plus récents, ceux qui sont frais, sont de coloration foncée, presque noire, et tranchent sur le fond plus pâle du tissu voisin ; on dirait des truffes enchâssées dans les cotylédons : de là, la dénomination de placentas truffés, employée par M. Pinard pour caractériser les placentas des albuminuriques.

Les plus anciens foyers ont déjà subi la dégénérescence granulo-graisseuse ; ils sont pâles et, suivant leur âge, peuvent présenter une teinte d'abord chocolat, puis jaune rougeâtre, pour en arriver à la couleur jaune paille de l'infarctus blanc.

Le placenta est un organe qui tient lieu au fœtus de poumon et de tube digestif ; c'est en effet par son intermédiaire que l'enfant respire et se nourrit. L'hémorragie placentaire, détruisant les villosités, supprimant au point de vue fonctionnel le cotylédon qui en est le siège, il s'ensuit que le territoire affecté à la respiration et à la nutrition est amoindri, d'où une gêne plus ou moins considérable pour l'organisme fœtal.

Si la portion détruite est très considérable, en d'autres termes si le placenta est criblé de foyers hémorragiques, comme il arrive fréquemment, l'enfant ne pourra plus respirer ni se nourrir. Les hémorragies placentaires auront alors pour conséquence la mort de l'enfant. Si un petit nombre seulement de villosités choriales sont détruites, la perméabilité étant conservée dans le restant du placenta, la mort du fœtus ne s'ensuivra pas, mais il en résultera que l'enfant, étant entravé dans son développement, sera, à sa naissance, malingre, chétif et de faible viabilité.

. Il peut aussi n'y avoir qu'un ou deux petits foyers hémorragiques ; dans ce cas, le retentissement sur l'organisme du fœtus sera très faible.

Enfin l'albuminurie peut être de date récente ; elle n'a pas eu, par conséquent, le temps de produire ses méfaits.

Dans ces deux derniers cas, les mères albuminuriques peuvent donc mettre au monde des enfants normalement constitués et même très vigoureux.

En dernier lieu, nous avons encore à signaler une autre conséquence de l'albuminurie gravidique, concernant aussi bien la mère que l'enfant : c'est le décollement prématuré du placenta. Winter a en effet démontré que l'hémorragie intraplacentaire des albuminuriques peut être le point de départ d'une hémorragie rétro-placentaire amenant le décollement prématuré total du placenta normalement inséré et pouvant tuer du même coup la mère et l'enfant.

Il ressort de cet exposé que les lésions hémorragiques produites par l'albuminurie ont sur le développement du fœtus, sur sa vie, sur l'époque de son expulsion, une influence incontestable, suivant l'intensité ou la répétition de l'accident.

D'une part, en effet, il peut suffire d'une hémorragie décollant la caduque pour faire entrer l'utérus en contraction avant le terme de la grossesse ; de plus, si l'enfant succombe, il joue le rôle de corps étranger et le même résultat se produit.

D'autre part, quand les foyers hémorragiques sont trop étendus, trop nombreux ou de formation trop rapprochée pour que la suppléance respiratoire et nutritive puisse s'établir au moyen des villosités restées saines, l'enfant naît vivant, soit prématurément, soit à terme, mais avec une vitalité moindre et un poids inférieur à celui que présente un autre fœtus à une même période d'une grossesse normale.

Enfin, les lésions placentaires peuvent être tellement bénignes ou s'être produites si peu de temps avant l'expulsion du fœtus que le développement de celui-ci ne laisse rien à désirer.

Ainsi se trouvent expliquées les divergences d'opinions des auteurs à propos du développement du fœtus chez les albuminuriques.

CHAPITRE III

§ I. — Légitimité de l'accouchement prématuré et de l'avortement provoqués.

Nous avons vu quel grands dangers peuvent faire courir à la mère et à l'enfant l'albuminurie de la grossesse et ses conséquences immédiates. Il nous reste maintenant à étudier les moyens propres à prévenir le mal ou à le combattre : en un mot, nous devons examiner quelle doit être la conduite de l'accoucheur en présence d'une femme enceinte atteinte d'albuminurie, à quels moyens thérapeutiques il devra avoir recours.

Mais auparavant, nous allons essayer de justifier par quelques considérations théoriques, confirmées d'ailleurs par la clinique, la légitimité de l'intervention obstétricale. En d'autres termes, étant admis que l'albuminurie est sous la dépendance de la grossesse, nous voulons établir que le praticien se trouve dans certains cas autorisé à amener le plus rapidement possible la déplétion de l'utérus, en conséquence que l'accouchement artificiel et l'avortement provoqués sont parfaitement justifiables.

Cette question de savoir s'il convient de remédier à l'albuminurie gravidique par la provocation du travail a été fortement controversée, et, à l'heure actuelle encore, l'accord est loin d'être parfait, même entre les accoucheurs du plus grand mérite.

C'est en France, il faut bien le reconnaître, que l'intervention obstétricale est le plus difficilement acceptée, alors qu'à l'étranger cette pratique est à peu près couramment admise, sous le contrôle, d'ailleurs, d'observations absolument probantes. Du reste, même chez nous, quelques auteurs, notamment Doléris, Lugeol, Pinard, appuient cette doctrine de toute leur autorité.

La majorité des praticiens qui repoussent le traitement obstétrical justifient leur opinion par la crainte de voir les moyens employés ne pas remplir complètement le but cherché, c'est-à-dire ne pas faire disparaître l'albumine ou surtout contribuer à provoquer eux-mêmes les accidents convulsifs qu'ils sont destinés à conjurer (P. Dubois, Lancereaux, Guéniot, etc.).

Il est certain que ces hésitations sont jusqu'à un certain point fondées, puisque, chez une gestante albuminurique, le moindre traumatisme est susceptible de donner naissance à l'éclampsie, et que, d'autre part, il est impossible de provoquer le travail sans accompagner l'intervention d'un traumatisme, aussi minime qu'on veuille bien le supposer.

Cette considération semble donc, à première vue, justifier l'abstention et contre-indiquer le traitement obstétrical, puisque ce dernier peut être la cause occasionnelle d'une complication que l'on cherche justement à éviter. Il y aurait lieu, dans ce cas, de s'en tenir exclusivement au traitement médical par la diète lactée dont l'efficacité est absolument incontestée.

Et pourtant Tarnier et Budin, ayant établi d'une façon péremptoire ce fait, qu'aucune albuminurique soumise au régime lacté, pendant huit jours au moins, ne devient éclamptique, peut-être serait-on alors en droit de faire simplement la restriction suivante, qui, du reste, est la règle dans tous les cas : n'avoir recours au traitement obstétrical qu'après institution préalable du régime lacté suivi pendant au moins huit jours.

Néanmoins, nous voulons bien concéder que l'abstention est justifiée à l'égard de l'éclampsie; mais l'albuminurie ne doit pas être envisagée uniquement au point de vue de ses rapports avec l'éclampsie; nous savons que cette affection peut avoir d'autres conséquences, et c'est justement la possibilité de ces complications qui, ainsi que nous allons le voir, justifie pleinement l'intervention de l'accoucheur alors que l'éclampsie semble la contre-indiquer.

Les dangers qui menacent une femme atteinte de maladie de Bright, devenue enceinte, ou même une gestante chez qui l'albuminurie se déclare dans les premiers mois de la grossesse, nous donnent le droit de désirer vivement l'interruption de la grossesse, et, si le traitement médical reste inefficace, de provoquer la déplétion utérine, qui, réalisée à brève échéance, peut enrayer les accidents et même, dans certains cas, constituer la seule chance de salut.

L'interruption de la grossesse peut encore être nécessaire quand l'albumine apparaît dans l'urine d'une femme dont une précédente grossesse aura été marquée déjà par une affection des lésions rénales ayant abouti, soit à la mort du fœtus, soit à l'expulsion prématurée. La signification particulièrement grave de la néphrite gravidique à rechutes est, en effet, reconnue de tous les accoucheurs, et indique l'intervention faute de laquelle une terminaison fatale pour la mère et pour l'enfant est à redouter.

En un mot, toutes les complications susceptibles de survenir à l'occasion d'une albuminurie gravidique justifient le traitement obstétrical. Supposons, par exemple, une primipare albuminurique, arrivée à une période quelconque de sa grossesse et présentant de l'œdème aux pieds, aux mains ou à la face, de la dyspnée, des troubles du côté des organes des sens (amaurose, dysécie, etc.), outre les convulsions qui sont à redouter comme prochaines et peuvent éclater d'un moment à l'autre, il y a lieu de se préoccuper sérieusement de l'avenir rénal de la malade. Or l'expérience nous a appris que si les symptômes habituels de l'albuminurie gravidique ne sont pas atténués par le traitement approprié aux maladies rénales, et à plus forte raison si les phénomènes morbides, ce qui n'est pas exceptionnel, s'aggravent de jour en jour, malgré l'institution rigoureuse du régime lacté, nous devons, de ce fait, concevoir les craintes les plus vives au sujet de la constitution ultérieure d'une néphrite chronique avec toutes ses conséquences.

L'accouchement immédiat nous apparaît alors comme l'événement le plus heureux, et nous ne voyons pas bien, s'il existe un moyen de le provoquer sans trop de secousses, pourquoi on hésiterait à l'essayer, pour éviter ainsi de graves complications, ou tout au moins pour ne pas laisser à des lésions anatomiques profondes le temps de se constituer, et par suite diminuer ou même supprimer tout à fait la fonction rénale.

Donc, quand le traitement médical institué en temps opportun, suivi rigoureusement et pendant un temps suffisant, demeure inefficace, on pourra considérer comme légitime l'interruption de la grossesse, cause de cette albuminurie persistante, et par cela même dangereuse, et on devra louer les efforts du médecin qui essaiera de parer au danger par la provocation du travail.

Les statistiques ont d'ailleurs montré que ce moyen n'est pas plus dangereux, en réalité, que le travail normal, et que les femmes chez lesquelles on provoque l'accouchement ne courent guère plus de risques que celles qui accouchent spontanément.

Ainsi, Pinard a eu 1 décès sur 100 cas.

Braun n'a pas eu de décès sur 54 accouchements provoqués.
Léopold en a eu 2,2 pour 100, et Alhfeld 1 sur 111.

De plus, on peut dire que les suites de couches sont d'ordinaire, dans ces cas, plus franchement physiologiques, fait
paradoxal en apparence, mais qui s'explique par l'asepsie plus
rigoureuse encore que dans l'accouchement spontané, dont on
s'entoure à l'occasion de l'intervention.

Si l'expulsion hâtive est désirable pour une mère albuminurique, elle ne l'est pas moins pour l'enfant. Celui-ci, il est
vrai, a d'autant plus de chances de vivre qu'il naît plus tard ;
mais, du fait de l'affection rénale de sa mère, il est constam-
ment, durant le temps qui lui reste à passer dans la cavité
utérine, sous le coup de graves accidents, liés aux hémorragies placentaires imminentes, ainsi que nous l'avons exposé
dans le précédent chapitre.

« Assurément, dit le professeur Pinard, si l'on intervient
à une époque de la grossesse où l'enfant n'est pas viable, celui-
ci succombe ; mais ce n'est pas le seul cas où l'enfant doit être
sacrifié au salut de la mère. Heureusement ces cas sont très
rares, et, si par l'accouchement prématuré on est exposé à
sacrifier quelques enfants, il faut reconnaître que dans certains
cas on pourra les sauver d'une mort presque certaine dont les
menacent les hémorragies à répétition qui, dans ces cas, se
produisent dans le placenta. Quelques cotylédons, devenus
impropres à la respiration placentaire, ne tuent pas le fœtus ;
ils ne font qu'entraver plus ou moins son développement. Si
l'on intervient alors que l'hématose placentaire est encore
suffisante, on aura chance d'obtenir l'expulsion d'un enfant
vivant, alors que cet enfant aurait pu succomber par suite
d'autres hémorragies se produisant avant le début du travail
tempestif (1). »

(1) Pinard, cité par Varnier, *Rev. prat. d'obst. et d'hyg. de l'enfance*, 1888.

Ces considérations nous montrent bien qu'il y a tout avantage à soustraire l'enfant, alors qu'il est déjà viable, aux risques qu'il court dans la cavité utérine ; aussi bien, cette pratique nous est dictée par la nature elle-même, qui pare souvent au danger en provoquant spontanément l'accouchement avant terme et qui nous trace ainsi la ligne de conduite à suivre, si nous voulons tenter de sauver mère et enfant, alors que les lésions ne sont pas encore assez profondes pour nous défendre de compter sur ce double résultat.

Mais il est des cas où le fœtus n'est pas encore viable, alors qu'il existe déjà de graves altérations du tissu rénal : ces lésions se traduisent d'ordinaire, soit par la gravité exceptionnelle de l'état général, soit par une évolution essentiellement rapide de l'affection. En présence d'une telle situation, il y a lieu de concevoir de vives inquiétudes au sujet de la malade, si on laisse la grossesse suivre son cours.

C'est dans les cas de ce genre que se pose la question de l'avortement provoqué, au sujet duquel l'entente n'est pas encore faite entre les accoucheurs.

S'il est, en effet, universellement admis aujourd'hui que la provocation de l'avortement est une opération légitime dans certains cas déterminés, et si cette pratique tend de plus en plus à entrer dans les mœurs obstétricales, il n'en est pas moins vrai qu'au point de vue qui nous occupe, ce mode d'intervention est actuellement encore repoussé par un grand nombre de praticiens, notamment en France, où on ne l'accepte qu'avec beaucoup de répugnance.

D'après le professeur Pajot, d'une façon générale, « il est indiqué de provoquer l'avortement, toutes les fois que la vie de la mère est gravement compromise par des affections qui dépendent de la grossesse, et que l'on est en droit par conséquent de désirer voir disparaître cette grossesse (1). »

(1) De Soyre, Th. d'agrégation, p. 379, 1875.

L'albuminurie des femmes enceintes à forme grave nous paraît rentrer dans cette catégorie d'affections : aussi, nous inspirant des paroles précédentes de Pajot, croyons-nous que le fait de l'existence d'une néphrite chronique chez la mère, avec symptômes concomitants témoignant de la nature grave des lésions ou de la marche rapide de la maladie, entraîne l'indication de provoquer l'avortement. — Si, en effet, on veut bien considérer les dangers toujours croissants que court la mère, le développement rapide du processus morbide, la tendance plus forte aux hémorragies et à l'avortement spontané, et les comparer au peu de chances qu'a l'enfant de venir à bien, on sera autorisé à interrompre la grossesse pour essayer de conjurer les accidents qui accompagnent les lésions rénales de la mère. L'intervention sera légitimée, à bien plus forte raison, si dans une grossesse antérieure l'enfant a succombé *in utero* dans la première moitié de la gestation, et si l'apparition précoce des complications fait redouter les conséquences fâcheuses de l'albuminurie à répétition.

Cette manière de voir est confirmée par le chiffre énorme de la mortalité fœtale (84 %), lorsque, dans le cas de néphrite gravidique, on laisse la grossesse suivre son cours : aussi, en présence de ce résultat désastreux, sommes-nous autorisé à faire tous nos efforts pour sauvegarder la vie de la mère, c'est-à-dire interrompre le cours de la grossesse sans nous préoccuper de la vie de l'enfant.

Schrœder va plus loin : il veut que l'on provoque l'avortement toutes les fois que l'albuminurie s'établit chez une femme enceinte au début de la grossesse, tous les autres traitements étant pour lui insuffisants.

Pour notre part, sans vouloir faire de l'avortement provoqué un moyen thérapeutique habituel, nous croyons que dans certains cas il peut constituer une précieuse ressource, et que par suite il doit être pris en sérieuse considération, lorsque la vie de la mère est menacée et que tout traitement a échoué.

Aussi sommes-nous disposé à nous associer très volontiers aux conclusions de Mijnlieff (de Breukelen), qui se déclare autorisé, lorsqu'il s'agit d'une albuminurie gravidique avec lésions rénales liées à une néphrite chronique préexistante à la grossesse, à provoquer l'avortement, *si la mère y consent*, surtout si dans une grossesse antérieure l'enfant a succombé prématurément, et, bien entendu, après un loyal essai du régime lacté, institué dans toute sa rigueur et suivi scrupuleusement par la malade pendant au moins huit jours.

En résumé, les avantages que l'on retire de l'intervention ainsi que le peu de risques dont elle s'accompagne nous paraissent justifier le traitement obstétrical de l'albuminurie de la grossesse.

En pareil cas, en effet, la fin de la gestation est le résultat le plus désirable au point de vue des intérêts maternels, puisque dans l'immense majorité des cas, la cessation de la grossesse amène la terminaison de l'albuminurie.

De plus, ce résultat, heureux pour la mère, ne l'est souvent pas moins pour l'enfant (l'intervention de l'accoucheur sauvegardant les intérêts de ce dernier à partir du septième mois de la grossesse, époque habituelle du début de l'albuminurie gravidique), puisque l'accouchement provoqué a pour but de dérober le fœtus à l'influence des hémorragies placentaires qui sont si fréquemment une cause de mort et qui, en tous cas, nuisent à son développpement.

L'intervention est donc, au contraire, quelquefois la seule chance de salut de l'enfant, qui, restant enfermé plus longtemps dans la cavité utérine, serait exposé à toutes les conséquences néfastes de l'albuminurie.

§ II. — Établissement de la conduite thérapeutique

Notre intention n'est pas de passer ici en revue tous les procédés thérapeutiques qui ont été tour à tour vantés et employés avec plus ou moins de succès contre l'albuminurie de la grossesse. Loin de faire un exposé complet, nous nous bornerons à indiquer la méthode générale de traitement qui paraît nous fournir les meilleurs moyens de lutter contre cette affection si fréquente et d'en prévenir les conséquences redoutables.

Aussi avons-nous peu de chose à dire du traitement prophylactique, qui est d'ailleurs assez limité et inefficace. La femme enceinte devra se conformer aux règles d'une bonne hygiène : on veillera à ce qu'elle ne se refroidisse pas ; elle évitera avec soin tout contact avec des malades atteints d'affections contagieuses et infectieuses. On tentera d'améliorer chez elle l'état du sang par des toniques, le fer, une alimentation généreuse, tout en évitant les congestions rénales, en excitant les fonctions de la peau et en défendant le port de vêtements trop serrés.

De plus, si une lésion rénale existait déjà avant la grossesse, il serait bon d'engager la femme à éviter la fécondation en supprimant le coït, ou, si cela n'est pas possible, on conseillera de faire usage du pessaire occlusif.

Quant aux filles atteintes de néphrite, elles ne doivent pas se marier.

Le traitement particulier de l'albuminurie gravidique peut être médical ou obstétrical, et, dans un cas comme dans l'autre, les indications thérapeutiques découlent de la constatation de l'existence de l'albumine dans l'urine de la malade, symptôme primordial et révélateur du trouble qui existe dans la fonction rénale.

L'accoucheur a donc le plus haut intérêt à établir le diagnostic d'albuminurie aussi rapidement que possible ; il pourra ainsi instituer une thérapeutique plus précoce et par suite plus efficace. D'où, comme conclusion pratique, la nécessité d'examiner fréquemment l'urine des femmes enceintes, même en l'absence de tout signe d'affection rénale, puisque l'albuminurie existe assez souvent sans être accompagnée d'aucun autre symptôme.

L'albuminurie une fois reconnue, le traitement doit avoir pour but de la faire disparaître, en supprimant le trouble fonctionnel ou les lésions rénales dont elle est le signe. La thérapeutique à employer, à cet effet, est des plus simples et des plus faciles ; elle est identique à celle dont on fait usage pour combattre toutes les néphrites indépendantes de la grossesse ; c'est dire qu'elle consiste principalement dans l'emploi du lait.

Dans certains cas, il est vrai, il est possible par le repos absolu au lit, par les bains chauds de 37° à 42° ou par les enveloppements chauds de tout le corps, de diminuer et même de faire disparaître l'albuminurie et par conséquent d'écarter tout danger, sans qu'il soit besoin d'avoir recours à aucun autre moyen thérapeutique ; mais c'est le régime lacté, dont tout le monde s'accorde aujourd'hui à reconnaître l'excellence, qui est la base du traitement de l'albuminurie de la grossesse, aussi bien que de toutes les néphrites.

C'est au professeur Tarnier que revient l'honneur d'avoir, en 1875, indiqué d'une façon magistrale, après les leçons de Jaccoud, cette méthode thérapeutique qui convient si bien aux femmes albuminuriques et qui, depuis sa généralisation, a donné et donne encore chaque jour d'excellents résultats.

On est resté longtemps sans interpréter cette action bienfaisante du lait sur le rein, et au début on prescrivait le régime lacté en quelque sorte empiriquement ; actuellement on a l'explication du mode d'action de ce médicament précieux. Si, en effet, on se reporte aux conséquences de l'albuminurie de la grossesse, et notamment à l'éclampsie, on voit que, dans le traitement de cette affection, il y a lieu de se proposer : 1° de diminuer l'apport et la fabrication des toxines dans l'organisme ; 2° d'activer les fonctions éliminatrices ; 3° de rétablir l'intégrité du filtre rénal.

Or l'emploi du lait répond parfaitement à cette triple indication, puisque : 1° il fournit à la malade une alimentation complète, facilement digérable, parfaitement assimilable et réduisant au minimum les déchets organiques résultant du travail nutritif ; par conséquent, sous son influence, la production des toxines qui jouent un si grand rôle dans la genèse de l'éclampsie est très diminuée ; 2° le lait est en outre un diurétique puissant et il favorise la diurèse sans causer la moindre irritation des éléments secréteurs du rein, sérieux avantage sur tous les autres diurétiques qui, pris un certain temps et à certaines doses, finissent par provoquer une desquamation épithéliale des tubes urinifères ; 3° enfin le lait a une action élective spéciale sur les glandes rénales ; il est, en quelque sorte, le topique du rein.

Au surplus, nous ne saurions mieux faire pour indiquer les grandes lignes du régime lacté que de laisser la parole à M. Tarnier lui-même :

« Le régime lacté exclusif doit être employé d'emblée dans les cas graves ; mais, comme il n'est pas toujours parfaitement toléré, il est bon, dans les cas ordinaires, d'y arriver graduellement.

» Voici comment on peut le formuler :

» 1er jour. . 1 litre de lait, 2 portions d'aliments.

» 2e — . 2 — 1 —

» 3ᵉ jour . 3 litres de lait 1/2 portion d'aliments

» 4ᵉ — . 4 — 0 —

» Les jours suivants, le lait est donné *ad libitum*, sans autres aliments, sans aucune autre boisson. Le régime lacté, en un mot, doit être absolu ; quand il est mitigé, il est inefficace. Nous avons été appelé un grand nombre de fois près de femmes albuminuriques chez lesquelles le lait n'avait produit aucun effet, et presque toujours nous avons appris que le régime lacté auquel elles étaient soumises était mitigé. Il nous a suffi, dans la plupart des cas, d'instituer régulièrement le régime absolu pour voir l'insuccès se transformer en succès.

» Suivant la préférence des malades, on peut faire prendre le lait chaud ou froid, cru ou bouilli.

» En général, le régime lacté est bien supporté, surtout si le lait n'est pas trop riche en beurre. Quelquefois il produit pendant les premiers jours un peu de diarrhée ; mais bientôt les selles se régularisent, ou même la diarrhée est remplacée par de la constipation. En même temps, les matières fécales prennent une couleur claire ou deviennent jaunes comme celles d'un enfant nouveau-né qui est allaité.

» Quand l'estomac digère mal le lait, on se trouve bien de couper celui-ci avec de l'eau de Vichy ou de l'eau de chaux médicinale.

» Quelques malades éprouvent une grande répugnance pour le régime lacté ou s'en dégoûtent promptement. Il faut leur recommander de se rincer la bouche avec soin toutes les fois qu'elles auront bu, afin d'éviter que des parcelles de matières grasses séjournent entre les dents. On peut, de plus, ajouter au lait une substance aromatique, par exemple du café ou du kirsch. En résumé, il est rare qu'on ne parvienne pas à accepter et à tolérer le régime lacté, surtout si l'on a eu le soin de bien faire comprendre toute son importance.

» Grâce à ce mode de traitement, l'albumine diminue notablement ou disparaît complètement, et ce qui prouve qu'il faut réellement attribuer ce résultat au régime lacté, c'est que, si on laisse la malade revenir trop promptement à une alimentation ordinaire, l'albumine reparaît immédiatement dans l'urine.

» Pendant combien de temps le régime lacté peut-il être suivi sans inconvénients et quelle est son influence sur l'enfant? Nous répondrons d'un mot : nous avons observé des femmes qui ont rigoureusement suivi le régime lacté pendant toute leur grossesse et qui sont accouchées d'enfants très vigoureux.

» Nous devons cependant dire qu'il est plus efficace pour la mère que pour le fœtus, car il est loin d'empêcher toujours celui-ci de succomber par le fait de l'albuminurie. » (Tarnier et Budin, *Traité de l'art des accouchements*, tome II.)

L'expérience a confirmé de tous points les paroles du professeur Tarnier, et habituellement, sous l'influence du régime lacté, l'état des femmes atteintes d'albuminurie ne tarde pas à s'améliorer, et très souvent il suffit à faire disparaître toute trace d'albumine de l'urine des malades.

Néanmoins, si le lait joue un rôle prépondérant dans le traitement de l'albuminurie de la grossesse de même qu'il forme la base essentielle du traitement de toutes les néphrites, et si, dans les cas légers ou même de moyenne intensité, il suffit d'ordinaire à amener la guérison, il est un certain nombre de précautions qui, pour n'être que secondaires, n'en sont pas moins importantes à observer, parce qu'elles peuvent servir d'adjuvant précieux à la médication lactée.

Tout le monde connaît les effets pernicieux du froid dans les affections rénales, effets qui se font senti᷍ dans l'albumi-

nurie des femmes enceintes, comme chez les néphrétiques ordinaires.

La grande chemise de flanelle allant depuis la tête jusqu'aux
pieds, avec de longues manches descendant jusqu'aux poignets,
est un excellent moyen pour éviter les refroidissements. Elle
forme autour du corps de la malade une longue enveloppe
isolante qui entretient une chaleur constante. Elle a en outre
l'avantage de pousser à la sudation et de fournir ainsi une
sorte de léger bain de vapeur permanent, dont l'action déri-
vative du côté de la peau ne peut être que bienfaisante.

Lorsque la quantité d'albumine est considérable, lorsque
l'œdème est énorme, qu'il y a de la céphalalgie, des troubles
de la vue, en un mot lorsqu'on se trouve en présence de symptômes concomitants indiquant une forme grave de l'albuminurie, le traitement doit être actif et, à la révulsion cutanée réalisée par les frictions stimulantes, par les bains chauds, il
devient nécessaire de joindre la révulsion et l'antisepsie in-
testinales.

C'est alors qu'il sera bon d'avoir recours au naphtol, aux
purgatifs, et spécialement aux purgatifs drastiques.

Si l'état de la malade nous fait craindre l'urémie dyspnéique,
on pourra essayer la révulsion sur la cage thoracique : celle-
ci se fera au moyen de ventouses sèches ou scarifiées, suivant
l'intensité de la dyspnée. Puis on facilitera l'hématose en faisant respirer de l'oxygène à la malade (Dubost).

Enfin, il est un incident souvent fort pénible, l'œdème des
grandes lèvres, qui pourra être combattu par des mouchetures
faites d'une façon antiseptique.

Tel est, dans son ensemble, le traitement médical.

En général, sous son influence, l'état des malades s'amélio-
rera rapidement, quel que soit le temps écoulé depuis le début
de la maladie et quelle que soit l'intensité des symptômes, si
toutefois les lésions rénales ne sont pas bien profondes; mais

il est des cas où, malgré la rigueur du traitement institué, on verra l'albuminurie persister et même s'aggraver.

Le professeur Peter a, en effet, démontré que le traitement lacté ne suffit pas toujours, dans les cas notamment où la néphrite se trouve bien établie et tend à passer à l'état chronique : « La diète lactée, dit-il, est efficace, cela n'est pas douteux, mais elle est insuffisante. Quand elle est appliquée exclusivement, il y a amélioration dans l'état, l'albuminurie diminue souvent, mais ne disparaît jamais. Les malheureuses femmes enceintes traitées seulement par la diète lactée finissent par mourir brightiques. »

De ces paroles, nous pouvons rapprocher l'opinion de Tarnier lui-même, pour qui le régime lacté n'empêche pas le fœtus de succomber du fait de l'albuminurie de la mère, et si, en outre, nous considérons avec Fehling, qu'au moment même où l'on institue le traitement lacté, il existe déjà des lésions placentaires, songeant aux conséquences funestes que ces lésions peuvent avoir pour l'enfant, il nous restera la conviction que le traitement médical est, dans certains cas, insuffisant.

C'est dans ces circonstances que se pose l'indication de supprimer la cause principale du mal, c'est-à-dire d'interrompre le cours de la grossesse, pour combattre l'existence de la néphrite chronique dont le degré peut être pour ainsi dire mesuré cliniquement par la considération de la proportion d'albumine excrétée et de la résistance de l'affection aux divers traitements employés, et aussi pour soustraire l'enfant, si ce dernier est viable, aux influences qui ont pour résultat d'entraver son développement ou de le faire succomber dans la cavité utérine.

Néanmoins, lorsque le traitement médical reste inefficace et lorsque, malgré tous les efforts, on voit l'albuminurie persister ou s'accroître, quelques accoucheurs — notamment

Pajot, qui d'ailleurs juge en pareil cas toute thérapeutique inutile — se sont déclarés partisans de l'expectation.

Et pourtant, ne devons-nous pas tenir grand compte de ces conséquences si fâcheuses pour la mère, plus redoutables encore pour l'enfant, que peut entraîner la persistance de l'albuminurie !

C'est pourquoi, en présence de l'extrême gravité des accidents qui peuvent survenir, nous nous déciderons à recourir à l'intervention obstétricale, lorsque, après huit jours d'une diète lactée rigoureuse, mais restée sans résultats, nous n'aurons plus à craindre l'apparition des accès éclamptiques.

Telle ne serait pas la conduite à suivre, si, malgré une albuminurie intense, l'auscultation nous permettait de constater la mort de l'enfant, puisque dans ce cas, l'albumine disparaît d'ordinaire très rapidement (Barbour) et que le produit de la conception finit toujours par être expulsé spontanément et sans difficultés : l'heureux résultat de la mort du fœtus sur l'affection de la mère contre-indique d'ailleurs toute espèce d'intervention.

Bref, quand sous l'influence du traitement médical l'excrétion de l'albumine est diminuée d'une façon notable, l'expectation se trouve justifiée ; mais si tous les moyens thérapeutiques que nous avons énumérés demeurent insuffisants, il nous reste une ressource, c'est la provocation du travail.

L'intervention obstétricale servira toujours, en effet, les intérêts de la mère, puisqu'elle a pour but de débarrasser au plus vite celle-ci d'une situation qui met sa vie en danger ; d'autre part, elle ne sacrifie pas fatalement le fœtus, dont au contraire elle peut être la seule chance de salut, puisque nous avons vu que, dans la grande majorité des cas, l'albuminurie apparaît dans le dernier trimestre de la grossesse, c'est-à-dire à une époque où le fœtus est déjà viable.

4

L'interruption de la grossesse étant décidée, à quel moment est-il indiqué d'intervenir ?

Les auteurs ne sont pas d'accord à ce sujet.

Pour les uns, cette indication existe dès qu'on a pu constater la présence de l'albumine dans l'urine : ainsi Mœricke considère tout autre traitement comme insuffisant et n'accepte que la provocation du travail comme pouvant mettre fin à l'albuminurie : telle est aussi l'opinion de Braun, Flaischlen, R. Barnes.

D'autres, et c'est le plus grand nombre, désirent, pour que l'indication paraisse établie, que la marche de l'albuminurie ait révélé sa persistance, que des symptômes un peu accusés se soient manifestés, et par leur apparition aient affirmé la gravité de l'affection : on doit, en outre, attendre, autant que possible, jusqu'à ce qu'on puisse espérer avoir un enfant viable, surtout si les symptômes concomitants ne deviennent pas trop graves pour la mère.

Le professeur Tarnier, dans une note ajoutée à la 7e édition du *Traité des accouchements* de Cazeaux, a posé ainsi les indications de l'accouchement provoqué chez les femmes albuminuriques : « Pour qu'on soit autorisé à proposer cette opération, nous demandons la réunion des conditions suivantes :

1° Que la grossesse ait atteint la fin du huitième mois, afin que l'enfant nouveau-né puisse s'élever sans trop de difficultés ;

2° Que l'albuminurie soit parvenue à un haut degré ;

3° Que la femme soit primipare ou qu'elle ait été atteinte d'éclampsie à un accouchement précédent ;

4° Qu'on ait constaté l'inefficacité du traitement médical. »

Cette manière de voir n'a pas été démentie, tant s'en faut, mais ces indications doivent à l'heure actuelle être un peu modifiées ; et les conditions dans lesquelles on doit provoquer le travail chez une femme albuminurique sont très nettement établies dans la formule suivante du professeur Pinard, qui nous paraît de tous points irréprochable et qui a d'ailleurs rallié tous les suffrages :

« Quand chez une femme enceinte, primipare ou multipare, on a constaté l'existence d'une albuminurie grave (anasarque, troubles persistants de la vue, urémie gastro-intestinale, dyspnéique, etc.), et que, sous l'influence du régime lacté absolu, continué pendant huit jours au moins, l'albuminurie ne diminue pas ou continue à faire des progrès, alors que les autres symptômes s'aggravent, on doit, dans l'intérêt de la mère, interrompre le cours de la grossesse (1). »

En résumé, lorsqu'on devra avoir recours à l'intervention obstétricale, il y aura presque toujours lieu de provoquer l'accouchement, puisque l'albuminurie de la grossesse apparaît habituellement à la fin de la gestation : c'est-à-dire que très fréquemment on agira à la fois au mieux des intérêts de la mère et de l'enfant.

Dans les cas beaucoup plus rares où l'albuminurie se manifestera dès le début de la grossesse, par conséquent lorsqu'il y aura probablement toute raison d'incriminer une néphrite préexistante ou un rein gravidique à rechutes, et seulement dans ces circonstances exceptionnelles, l'intérêt de la mère indiquera le sacrifice du fœtus ; et de cette considération découle une règle de déontologie, ne permettant pas au médecin d'interrompre la grossesse sans l'assentiment de la mère et sans s'être entouré lui-même des précautions voulues pour mettre sa responsabilité à couvert et pour éviter tout commentaire malveillant.

Nous ne terminerons pas cet exposé, un peu long, mais

---

(1) Pinard *in* Varnier, *Albuminurie et Eclampsie* (*Revue pratiq. d'obst. et d'hyg. de l'enfance,* 1888).

dont l'importance justifie le développement, des moyens thérapeutiques que l'accoucheur peut diriger contre l'albuminurie de la grossesse, sans faire connaître le procédé opératoire auquel nous donnons la préférence pour interrompre le cours de la grossesse.

Beaucoup de praticiens conseillant l'expectation ont justifié cette manière de voir par la lenteur et l'insuffisance des moyens propres à provoquer le travail.

Cette appréciation n'a plus actuellement de raison d'être, et, pour obtenir rapidement et sûrement la déplétion de l'utérus, le procédé de la sonde de Krause, suivi, s'il y a lieu, de l'introduction d'un ballon de Champetier de Ribes, nous a toujours paru amener une délivrance rapide, physiologique et tout à fait en harmonie avec le processus naturel : ce mode opératoire mérite à tous égards la faveur des praticiens, et nous ne croyons pas qu'il existe dans la science un procédé qui lui soit supérieur.

OBSERVATIONS

Observation première

(Empruntée à Marc Lane)

Primipare de vingt-quatre ans. Grossesse à sept mois et trois semaines. Urines examinées tous les jours depuis le cinquième mois, pas d'albumine : à sept mois, œdème de la face et des paupières ; anasarque généralisée, albumine, 7,5 pour 100. — Urines abondantes, digestions bonnes, légère céphalalgie. — Purgatif salin, œdème de la face diminué. Urine moindre et plus albumineuse qu'avant le purgatif, se solidifiant à la chaleur. — Digitale, ventouses sèches sur les reins. — Urines et albumine augmentées. — Accouchement prématuré artificiel par le procédé de Krause, suivi du dilatateur de Barnes. — Enfant vivant, pesant 4 livres et demie.

L'auteur ajoute qu'il n'a jamais vu l'albumine disparaître aussi vite.

Les trois observations suivantes sont empruntées au docteur Joseph Griffiths Swayne (de Bristol).

Observation II

En mai, le docteur Brittan me consulta au sujet de Mme C., primipare, arrivée au huitième mois de sa grossesse, et qui présentait une anasarque généralisée et une abondante albuminurie faisant craindre des convulsions puerpérales. Je commençai à produire la dilatation du col avec un *tangle tent* et je terminai cette opération avec l'éponge préparée. Le travail marcha vite et fut terminé après trente-six heures. Mère et enfant en bonne santé.

Observation III

En 1873, je vis, avec le docteur Marshall, Mme P..., une de ses clientes qui avait déjà fait cinq ou six fausses couches, le placenta ayant été chaque fois trouvé malade. Elle était alors enceinte de sept mois, et, d'après divers symptômes, on pouvait croire que l'enfant était ou mort ou très faible. L'utérus était très développé et comprimait l'estomac et le foie. L'urine contenait une grande quantité de bile et, de temps à autre, de l'albumine. La santé de cette dame était si altérée par la durée de sa grossesse, que nous décidâmes de provoquer l'accouchement. Ceci fut obtenu par l'emploi de l'éponge préparée. Trois tentes furent employées et le travail dura moins de trois jours. L'enfant était gonflé et œdématié, il présentait en outre de l'ascite dans l'abdomen. Il y avait quelques faibles pulsations dans le cordon, mais il ne respira pas. Il y eut rétention du placenta, lequel avait subi la dégénérescence graisseuse. La malade mourut trois jours après la délivrance.

Observation IV

En 1873, je fus consulté par un médecin pour sa femme, qui, à une couche antérieure, faillit mourir d'éclampsie. Elle était en ce moment arrivée au huitième mois de sa grossesse. Les urines contenaient de l'albumine et la malade était considérablement infiltrée. Deux tentes furent employées en deux jours consécutifs, et les membranes furent ensuite rompues.

L'accouchement se fit aussitôt. L'enfant naquit faible et mourut six heures après. L'albumine disparut aussitôt et la mère
se rétablit promptement.

L'auteur ajoute:

Dans ces trois cas d'albuminurie, la maladie avait un caractère d'extrême opiniâtreté et s'accompagnait de dangers
particuliers :

1er Cas. — Anasarque généralisée et commencement d'épanchement dans les plèvres. — Les symptômes disparaissent
rapidement après la délivrance.

2e Cas. — L'opération fut entreprise plutôt pour sauver la
vie de la mère que celle de l'enfant ; mais sa santé était très
altérée et cette tentative ne fut pas faite assez tôt pour sauver
l'une ou l'autre. — Ce qui justifie l'opinion de Barnes qui dit:
« Dans le cas de maladies graves, on a le plus souvent sujet
de regretter d'avoir trop différé l'opération que d'y avoir eu
recours trop tôt. »

3e Cas. — L'albuminurie était intense, et à une grossesse
antérieure la femme se trouvant dans un état semblable avait
failli mourir dans les convulsions puerpérales. — L'opération
donna un excellent résultat pour la mère.

Observation V

(Empruntée à Martin) (1)

Albuminurie gravidique. — Avortements provoqués au cours de quatre
grossesses successives : guérison rapide chaque fois.

Après avoir mené à bien deux grossesses, la malade dont
il est question redevient enceinte en 1871. A la fin du

(1) Dr W. Martin, *Med. Society of the County of King's*, 21 novembre 1876.

huitième mois, apparition de convulsions. Accouchement
prématuré : enfant vivant. Disparition de l'albuminurie cinq
semaines après la délivrance.

En 1873, nouvelle grossesse, albuminurie, troubles de la
vision, céphalalgie. On essaie, sans succès, le traitement
médical. Provocation de l'avortement au troisième mois de
la grossesse.

A la première tentative, les symptômes urémiques cessent,
et, dès les premières contractions, l'albuminurie disparaît.

En 1875, autre grossesse. Albuminurie : symptômes urémiques. Avortement provoqué à deux mois : guérison.

En 1876, autre grossesse. Dès le début, albuminurie intense, symptômes urémiques. Provocation de l'avortement :
guérison rapide, quinze jours après la délivrance, plus de
traces d'albumine.

Observation VI

(Empruntée à Macdonald) (1)

Albuminurie. — Accouchement prématuré artificiel : pas d'éclampsie

Mme L..., primigeste, doit accoucher à la mi-juillet.

5 avril. — Extrémités inférieures œdématiées. Un peu
d'albumine dans l'urine.

Au commencement de mai, Mme L... garde le lit. Œdème
des jambes et des lèvres de la vulve. Face non bouffie. La
malade n'a jamais eu de mal de Bright.

10 mai. — Urine de densité = 1,041. Quantité 512 grammes
en vingt-quatre heures. Se prend en masse par l'ébullition.
Céphalalgie. Pouls à 120.

(1) Dr A. D. Macdonald, de Liverpool, *British med. Journ.*, 1882, t. II,
p. 15.

On se décide à provoquer l'accouchement prématuré au moyen d'une sonde molle introduite dans l'utérus. L'œdème des lèvres est réduit par des mouchetures.

Rien de notable dans le travail qui se termine le 13, au matin, par la naissance d'un enfant (développement de sept mois).

Nuit précédente, 3 grammes de chloral. Pas de crise éclamp-tique.

Deux jours après la délivrance, l'œdème a disparu. L'urine a une densité de 1,031. Sa réaction est neutre. Elle renferme moins d'albumine. La quantité émise est de 1 litre 12 en vingt-quatre heures.

L'albumine diminue graduellement. La mère et l'enfant se portent bien.

L'auteur fait remarquer que les symptômes se sont accusés de plus en plus, au fur et à mesure de l'ascension de l'utérus qui pressait de plus en plus sur la veine cave et les veines ré-nales. Tout faisait craindre l'urémie; mais la provocation en temps utile de l'accouchement prématuré avec ses bons résul-tats est un exemple encourageant pour les cas semblables.

Observation VII

(Empruntée à C. Lee) (1)

Travail prématuré provoqué dans une albuminurie grave

Femme de vingt-six ans, primipare. Grossesse de moins de sept mois. Tous les signes de l'albuminurie.

Traitement médical. Diaphorétiques. Bains d'eau chaude. Purgations. Frictions lombaires.

Aggravation. Troubles visuels, etc.

(1) *Med. Record,* 20 novembre 1886.

On provoque le travail (obtenu en vingt-quatre heures).
Enfant vivant de sept mois. Guérison rapide. Au bout d'une
semaine, plus d'albumine.

Observation VIII

(Empruntée à Varnier)

Marie T..., vingt et un ans, primipare, entrée le 1er novembre 1886, à sept heures du soir, à la maternité de Lariboisière.

A toujours joui d'une santé parfaite. Dernières règles au
commencement de mars. Rien d'anormal au début de la grossesse.

Au mois de septembre (sixième mois), violents maux de
tête ; en même temps, troubles de la vue (éblouissements,
diplopie, etc.), bourdonnements d'oreilles. Plus récemment,
survint un œdème considérable des membres inférieurs, et, il
y a quelques jours, violentes douleurs épigastriques. Aucun
traitement.

1er novembre. — Au matin, attaque d'éclampsie. La malade est dans le coma, à son entrée à la Maternité.

Lavement avec 6 grammes de chloral. Inhalations de chloroforme.

2. — Vers sept heures du matin, elle reprend connaissance.
Régime lacté absolu.

Les jours suivants, amélioration. 7 grammes d'albumine
par litre.

10. — La céphalée et les troubles visuels s'accentuent. Congestion intense des vaisseaux et œdème des papilles. État
général inquiétant. Enfant vivant.

En présence de ces symptômes, de l'augmentation de l'œ-
dème, de la persistance de l'albuminurie (urines, 2 litres ;

albumine, 2 grammes par litre), malgré le régime lacté absolu institué depuis dix jours, M. Pinard se décide à provoquer l'accouchement.

A dix heures du matin, il introduit dans l'utérus un ballon Tarnier.

A une heure et demie, premières douleurs.

11. — A trois heures du matin, la dilatation commence. L'enfant vit (albumine, 1 gr. 50 ; urines, 2 litres). Œdème de la face et troubles visuels moins accusés.

A onze heures du soir, on entend encore les battements fœtaux.

12. — A trois heures quarante-cinq du soir, extraction au forceps d'un fœtus masculin de 1,500 grammes, mort pendant le travail.

Hémorragie légère après l'expulsion du fœtus. Injection vaginale chaude.

Délivrance naturelle dix minutes après l'accouchement.

Placenta de 8/25 avec nombreux foyers hémorragiques anciens et récents.

13. — État général meilleur. 1 gramme albumine par litre.

16. — État général beaucoup meilleur. Peu de troubles visuels ; albuminurie peu abondante.

L'amélioration continue, et, le 29, la malade quitte l'hôpital bien portante.

Observation IX

(Empruntée à Varnier)

B..., vingt et un ans, primipare, sans antécédents pathologiques, est apportée à la maternité de Lariboisière, le 17 novembre 1887, à neuf heures du matin.

Cette femme, atteinte d'anasarque depuis trois semaines, a eu dans la journée, chez elle, trois accès d'éclampsie.

Elle est dans le coma. Températ. 37°6.

Pas de début de travail. Grossesse de sept mois et demi. Enfant vivant se présentant en O. I. G. A.

On institua immédiatement le traitement habituel de l'éclampsie (chloral en lavements, chloroforme), régime lacté absolu.

Les accidents éclamptiques cèdent, et, sous l'influence du régime lacté, l'albumine diminue rapidement comme le montre le tableau suivant :

22 novembre, albumine en 24 heures, 10 grammes
23 — — 6 —
24 — — 7 —
25 — — 5 —
26 — — 5 —
27 — — 1 —
28 — — 0 gr. 50
29 — — plus d'albumine

En même temps, les phénomènes généraux s'amendent : l'œdème diminue très notablement. On continue le régime lacté absolu :

1er décembre, albumine en 24 heures, 0 gr. 75
3 — — 7 grammes
4 — — 8 —
7 — — 7 —
10 — — 5 —
12 — — 5 —
13 — — 5 —

Avec cette poussée nouvelle et malgré le régime lacté absolu, reparaissent l'œdème, les troubles visuels, la céphalalgie, si bien que M. Pinard fait préparer pour le lendemain 14 un ballon excitateur Tarnier pour provoquer l'accouchement, trois semaines environ avant terme.

Pendant la nuit du 13 au 14, la malade ressent quelques légères douleurs. Le matin, vers sept heures, on l'examine et l'on constate que le col est effacé et l'orifice dilaté de la largeur d'une pièce de 5 francs. L'enfant vit : il se présente par le sommet en O. I. G. A.

La dilatation est complète à quatre heures du soir : on rompt les membranes, et, après vingt-six heures de travail, B... expulse spontanément un garçon bien vivant de 2,680 grammes.

Délivrance spontanée sans hémorragie, une demi-heure après.

On continue le régime lacté pendant les suites de couches qui sont normales.

L'albumine tombe rapidement de 5 grammes le 15 à 2 grammes le 24, et 1 gramme le 28, pour osciller dans la première quinzaine de janvier de 1 gramme à quelques centigrammes. Tout symptôme inquiétant a disparu. Il n'y a plus trace d'œdème. B... sort le 15 janvier en bon état.

Les urines renferment encore un peu d'albumine qui a complètement disparu en mars.

Observation X

(Empruntée à Löhlein) (1)

Femme âgée de trente ans, secondipare, qui présente tout à coup (au huitième mois environ), les phénomènes clini-

(1) Löhlein, Société obstétricale et gynécologique de Berlin, séance du 26 décembre 1886.

ques d'une néphrite gravidique aiguë. Jusqu'au 15 novembre 1886, santé parfaite. Depuis lors, urines foncées, œdème vulvaire, dyspnée, douleurs lombaires, céphalalgie gravative. Affaiblissement des mouvements du fœtus. Le 17, l'urine se prend en masse après ébullition ; affaiblissement des mouvements fœtaux, qui, néanmoins, sont encore parfaitement perceptibles.

Dans l'intérêt de l'enfant et pour prévenir autant que possible l'apparition de l'éclampsie, on provoque l'accouchement prématuré.

Douches vaginales chaudes.— Le 18 novembre à midi, rupture de la poche des eaux.

A six heures et demie du soir, expulsion d'un enfant du sexe féminin vivant.

A onze heures et demie, premier accès éclamptique. Jusqu'au lendemain midi, il y en eut en tout cinq.

Le 20 novembre, le retour à l'intelligence est complet.

Le 22, encore beaucoup d'albumine dans les urines ; 7 pour 1000 à l'Esbach.

A partir du 24, diminution rapide de l'œdème et de l'albuminurie ; proportion de l'albumine, 0,25 pour 1000.

Bien qu'on n'ait pas réussi à prévenir les accès éclamptiques, Löhlein constate, pour la malade, l'heureux effet de l'accouchement prématuré provoqué.

Observation XI

(Empruntée à Ryerson) (1)

Le travail prématuré peut-il faire recouvrer la vue dans la rétinite albuminurique de la grossesse ?

(1) G. S. Ryerson, *Med. Record,* 21 mars 1888.

Femme de vingt et un ans. — Au quatrième mois de la grossesse, symptômes urémiques : diminution de la vue et signes ophtalmoscopiques de rétinite. — On propose de provoquer l'avortement, ce qui est refusé.

Trois semaines plus tard, éclampsie. — On fait l'avortement. La vue se répare, il ne reste que quelques taches légères sur la rétine.

La même année, la malade redevient enceinte, les troubles de la vue se reproduisent ; au quatrième mois, attaques convulsives, coma et mort.

Les trois observations suivantes sont empruntées à Herman (1).

Observation XII

Femme à sa deuxième grossesse. — Œdème, amblyopie, albumine, diminution de l'urée. — Travail provoqué à la fin du septième mois.

Enfant vivant. — Diminution rapide de l'albumine et augmentation de l'urée.

Grossesse subséquente sans trouble rénal.

Observation XIII

Seizième grossesse. — Éclampsie six ans avant. — Au huitième mois, apparition de l'albuminurie et de ses symptômes, mort du fœtus. — Provocation du travail à la fin du huitième mois, après huit jours de repos et de diète lactée. — Diminu-

(1) Herman, *Brit. med. J.*, 15 nov. 1890.

tion de l'urée. — Dès avant la délivrance, diminution de l'albumine et augmentation de l'urée.

Guérison, mais persistance de l'affection rénale pendant un certain temps.

Observation XIV

Albuminurie. — Symptômes urémiques. — Hémorragie cérébrale. Travail provoqué au commencement du huitième mois. Enfant vivant.— L'urée, dont la quantité était diminuée avant la délivrance, augmente aussitôt après. — En même temps, diminution de l'albuminurie.

Nouvelle hémorragie cérébrale. — Mort.

Dans ces trois cas, l'auteur a remarqué une diminution de l'albumine et une augmentation de l'urée, après la délivrance.

Observation XV

(Empruntée à Haultain) (1)

Dans cette observation, l'auteur cite le cas d'une primipare prise d'un violent accès éclamptique au cours du septième mois, avec cécité complète, qui persista durant vingt-quatre heures.

Traitement : Chloral, pilocarpine, purgatifs, chloroforme.

Le régime lacté diminua le taux de l'urine ; mais le plus léger écart, la moindre ingestion de poisson ou autres aliments, se traduisait par une augmentation d'albuminurie.

L'albuminurie s'exagérait encore aux périodes correspondant aux règles.

Malgré le traitement, trois semaines avant la date présumée de l'accouchement, l'albuminurie augmenta.

(1) Haultain, *Edinb. med. J.*, août 1891, p. 126.

Provocation de l'accouchement. Pas de convulsions. Guérison. Suites de couches normales, mais enfant mort.

Observation XVI

(Empruntée au professeur Charles) (1)

Primipare albuminurique au septième mois de la grossesse ; anasarque ; insuccès du régime lacté. — Accouchement prématuré artificiel. — Expulsion spontanée d'un enfant vivant. — Suites heureuses pour la mère et pour l'enfant.

X..., âgée de quarante ans, maigre, pâle, a été menstruée à quinze ans ; règles régulières, durant 5 ou 6 jours. Elle est enceinte de sept mois environ. Jusqu'à six mois, évolution normale de la grossesse. Il y a un mois, apparition de l'anasarque qui a envahi successivement les pieds, les jambes, les organes génitaux. Dès ce moment, on reconnaît la présence dans l'urine d'une quantité considérable d'albumine et on recommande à la femme le régime lacté exclusif.

(La malade, est-il écrit dans l'observation, s'est conformée *assez exactement* à la prescription qui lui a été faite.)

Huit jours de ce traitement n'amènent pas d'amélioration. Loin de là, anasarque et albuminurie ont augmenté. La femme entre à la maternité (20 mars).

Examen. — La palpation, très difficile en raison de l'infiltration des parois, donne des résultats peu nets ; à l'auscultation, on entend les doubles battements fœtaux dans la région hypogastrique, et par le toucher on constate une présentation du sommet.

L'urine contient 8 grammes d'albumine par litre.

Prescription : Deux purgatifs qui amènent des selles nombreuses. Régime lacté exclusif.

(1) Charles, *Journal d'accouchements,* n° 8, 1887, Liège.

5

31 mars. — Aggravation très marquée de l'état général.
Pour sauver l'enfant, dont on perçoit les doubles battements,
on provoque l'accouchement au moyen d'une sonde en caout-
chouc. Début des douleurs, trente-quatre heures seulement
après l'introduction de la sonde, le 1er avril à huit heures du
soir, et à neuf heures écoulement d'une petite quantité de
sang; la dilatation est comme une pièce de 5 francs.

A dix heures un quart, rupture de la poche des eaux, on
retire la sonde.

Un quart d'heure après, expulsion de l'enfant. Délivrance
naturelle un quart d'heure plus tard.

L'enfant, en état d'asphyxie, est bien ranimé, au bout d'une
demi-heure de respiration artificielle pratiquée bouche à
bouche.

Pendant six jours environ, la femme est maintenue au régime lacté exclusif. Mais devant l'apparition d'un catarrhe
gastro-intestinal intense et la grande faiblesse de l'accouchée,
on se départit de la sévérité de la prescription.

Progressivement, on permet le bouillon, les œufs, la viande,
et enfin la mère et l'enfant quittent la clinique en excellent
état le 18 avril.

« Il est certain, dit le professeur Charles, que, d'une façon
générale, la présence de l'albuminurie seule n'autorise pas la
provocation du travail; mais, si elle est accompagnée d'un
œdème considérable; si, en dépit des moyens employés, les
symptômes précurseurs de l'éclampsie puerpérale persistent,
s'aggravent même, nous estimons qu'une intervention obstétricale est permise et parfaitement indiquée. — Il est à craindre, en effet, que les troubles ne s'accentuent, que l'état
hydrémique n'aille en augmentant, que la constitution de la
femme ne s'altère de plus en plus, que les lésions rénales ne
deviennent plus profondes et plus irrémédiables, qu'alors, au

moment du travail, l'éclampsie ne se manifeste sous une de ses formes les plus graves. La conséquence en serait la mort de l'enfant et probablement aussi celle de la mère.

Observation XVII

(Empruntée à M. le docteur Puech)

Il s'agit d'une primipare arrivée au huitième mois d'une grossesse qui a jusque-là évolué normalement. Enfant bien vivant en O. I. G. A.

Léger œdème au niveau des malléoles. — L'examen des urines (6 nov. 1893) apprend qu'elles renferment 7 grammes d'albumine par litre.

Dès lors, le régime lacté absolu est institué. Comme traitement adjuvant : benzonaphtol à la dose de 1 gr. 50 ; frictions sèches sur les membres et le long de la colonne vertébrale.

Légère amélioration, qui d'ailleurs ne persiste pas.

Le 12 novembre, une douleur très vive se déclare brusquement au côté gauche de l'abdomen, avec irradiation dans les lombes ; la malade se plaint en outre de nausées et d'un mal à la tête très intense. — Je constatai en explorant l'abdomen, dit le docteur Puech, que l'utérus était dur, comme tétanisé ; à gauche, en un point situé près du fond de l'utérus, la palpation éveille de la douleur. — Aucune modification du côté du col. Bruits du cœur du fœtus, un peu moins nets que lors du premier examen. — Je rattachai à une hémorragie inter-utéro-placentaire la douleur ressentie au fond de l'utérus et l'état tétanique de cet organe. — Repos au lit, 4 grammes de chloral. — Le lendemain, 60 centigrammes de calomel.

Petit à petit les phénomènes qui s'étaient produits du côté de l'utérus disparurent complètement. — Cependant, malgré le régime lacté, l'albumine persiste encore en très grande quantité (21 novembre); aussi, bien que l'état général parût assez bon à ce moment, en raison de cet insuccès du régime lacté, de la persistance, et pour mieux dire de l'aggravation de l'albuminurie, je me demandai s'il n'y aurait pas lieu de mettre fin à la gossesse.

Le 25, après l'apparition de nouveaux phénomènes d'intoxication éclamptique, le travail se déclare spontanément, et l'accouchement a lieu sans incident. Expulsion d'un enfant du sexe féminin, mort-né.

Le placenta, petit, offrait les lésions caractéristiques du placenta albuminurique; sur la face utérine, existait un caillot sanguin de couleur noire, ayant les dimensions d'un demi-œuf de poule, reste de l'hémorragie inter-utéro-placentaire.

Les suites de couches ont évolué très régulièrement.

Le traitement dirigé contre la néphrite pendant la grossesse a été continué après l'accouchement : le régime lacté en a constitué le fond.

Malgré l'exécution scrupuleuse des prescriptions, la malade a encore à ce jour, 0 gr. 70 d'albumine par litre dans ses urines (Communication de M. Puech, en date du 11 juin).

M. le docteur Puech fait suivre cette observation des réflexions suivantes :

L'observation qui précède montre combien sont fondées les craintes que doit inspirer la persistance d'une albuminurie gravidique à l'égard de l'avenir rénal de la mère et de la vitalité de l'enfant. Par là, elle vient donc à l'appui de l'opinion de ceux qui pensent que, dans certaines circonstances, il est parfaitement légitime d'interrompre le cours de la grossesse chez les albuminuriques.

Que serait-il advenu de ce rein déjà profondément altéré, si la grossesse avait encore parcouru le long mois qui restait avant d'avoir atteint le terme normal? Si les événements ne s'étaient pas aussi rapidement précipités, si la mort de l'enfant n'était pas survenue aussi vite, n'aurait-il pas mieux valu, l'insuccès de la thérapeutique étant démontré, avancer le moment de l'accouchement plutôt qu'attendre patiemment, en laissant la vie du fœtus exposée aux dangers qui la menaçaient ?

Instruit par le fait dont j'ai été témoin, je n'hésiterais pas, dans un cas semblable, à provoquer l'accouchement prématuré, non seulement dans l'intérêt de la mère, mais aussi dans celui de l'enfant.

5*

CONCLUSIONS

1° Cliniquement, il n'y a pas lieu de chercher à différencier les diverses variétés de l'albuminurie de la grossesse ; de la seule constatation de la présence de l'albumine dans l'urine d'une femme enceinte découle l'obligation de soumettre sans retard la malade à la médication lactée, base essentielle du traitement de l'albuminurie.

2° Les conséquences que peut entraîner l'albuminurie de la grossesse sont :

a) *Pour la mère* : l'éclampsie, la constitution ou l'aggravation d'une néphrite chronique, les lésions oculaires, les hémorragies.

b) *Pour l'enfant* : la faiblesse congénitale, l'accouchement prématuré, la mort dans la cavité utérine, l'avortement.

3° L'intervention obstétricale est légitime :

a) *L'accouchement provoqué* sauvegarde toujours les intérêts de la mère et constitue souvent l'unique chance de salut de l'enfant dont le développement se trouve entravé par l'affection maternelle.

b) *L'avortement provoqué* est justifiable lorsqu'une évolution spécialement rapide de l'albuminurie, en même temps qu'un état général très grave, ôtent tout espoir d'obtenir un enfant vivant, en laissant la grossesse suivre son cours.

4° Il est indiqué de provoquer le travail « quand, chez une femme enceinte primipare ou multipare, on a constaté une albuminurie grave (anasarque, troubles persistants de la vue, épistaxis, urémie gastro-intestinale, etc.), et que, sous l'influence du régime lacté absolu continué pendant huit jours au moins, l'albuminurie ne diminue pas ou continue à faire des progrès, alors que les autres symptômes s'aggravent. » (Professeur Pinard.)

INDEX BIBLIOGRAPHIQUE

BARKER (Fordyce). — The puerperal diseases (Clinical Lectures deli-
vered at Bellevue Hospital. New-York, 1878).
— Remarks on the albuminuria of pregnancy (Amer. J. of obstetrics, t. III, p. 460, 1878. — Med. Record, 11 février 1888).
CAGNY. — Hémorragies placentaires de l'albuminurie (Th. Paris, 1891).
CASSIN. — Albuminurie de la grossesse, du travail et des suites de
couches (Th. Paris, 1880).
CAZEAUX. — Traité théorique et pratique de l'art des accouchements
(7e édition, revue et annotée par Tarnier, 1867).
CHARLES. — Accouchement prématuré artificiel chez une primipare
albuminurique (Journal d'accouchements, n° 8, 30 avril
1887).
CHARPENTIER. — Traité pratique des accouchements, 2e édition, 1889.
CHRONIS. — Des affections oculaires consécutives à l'albuminurie pen-
dant la grossesse (Recueil d'ophtal., 2e série, 1876).
COE. — A contribution to the Pathology of puerperal albuminuria
(Amer. Journ. of obstetrics, t. XI, p. 727).
DOLÉRIS. — Communication sur l'albuminurie gravidique et l'éclamp-
sie (C. R. de la Société de biologie, séance du 21 juillet 1883).
DUBOST. — Contribution à l'étude du traitement de l'albuminurie et
de l'éclampsie puerpérales (Th. Paris, 1891).
DUMAS (Léon). — De l'albuminurie chez la femme enceinte (Th. d'agrég.,
1880).
FEHLING. — Weitere Beiträge zur klinische Bedeutung der Nephritis
in der Schwangerschaft (Arch. f. Gyn., 1890-1891, Bd XXXIX,
Hft 3, p. 468).
FLAISCHLEN. — Maladies des reins dans la grossesse et l'accouchement
(Zeitsch. f. Geb. und Gyn., VIII, 2).

FOURNIAL. — Albuminurie du travail (Th. Paris, 1886).

FRY. — Amer. J. of obstetrics, janvier 1885.

GRAEFE (De). — Leçons sur l'amaurose albuminurique (Ann. d'oculis-
tique, 1864).

HERMAN. — Étude des grossesses avec affections rénales sans éclampsie (Brit. med. Journ., 15 novembre 1890).

LANCEREAUX. — De la néphrite gravidique (Arch. de tocol., 1893,
p. 760).

LEYDEN. — Hydropisie et albuminurie des femmes enceintes (C. R.
Société obst. de Berlin, séance du 24 fév. 1886).

LÖHLEIN. — C. R. Société obst. et gyn. de Berlin (26 nov. 1886).

LUGEOL. — C. R. Société de méd. et de chir. de Bordeaux, séance du
12 mars 1886.

MACDONALD. — Albuminurie : accouchement prématuré artificiel ; pas
d'éclampsie (Brit. med. Journ., 1882, t. II, p. 15).

MACNAMARA. — Rétinite albuminurique de la grossesse, etc. (The
Lancet, vol. XI, 1858, et Revue des sc. méd. 1879).

MARC LANE. — Un cas de disparition subite de l'albuminurie après un
accouchement provoqué (Amer. J. of obstetrics, t. XI, 1878,
p. 714).

— Sur le traitement de l'albuminurie pendant la grossesse
(Amer. J. of obstetrics, t. XI, p. 812).

MARTIN (W.). — Albuminurie de la grossesse (Med. Society of County
of King's, 21 nov. 1876).

MŒRICKE. — Beitrag zur Nierenkrankung der Schwangeren (Zeit-
schrift für Geburtschulfe, Bd 1880).

MIJNLIEFF. — Traitement de l'albuminurie et de la néphrite gravidique (Geneesk. Courant, no 19, 1891. Mémoire lu au 3e Congrès
f. Natur und Heilkunde, à Utrecht).

OUI. — Observ. d'hémorragies placentaires dues à l'albuminurie gravidique (Gazette des sc. méd. de Bordeaux, 17 déc. 1893).

PARTRIDGE. — Lésions rénales pendant la grossesse, leurs rapports
avec l'accouchement prématuré, 1889.

PETIT. — Recherches sur l'albuminurie des femmes enceintes (Th.
Paris, 1876).

PUECH. — Légitimité de l'accouchement provoqué dans l'albuminurie
gravidique (Nouv. arch. d'obst. et gyn., mars 1894).

RICHARDSON. — De la néphrite parenchymateuse aiguë comme complication de la grossessc (N.-Y. med. Rec., 1879, et Courrier médical, 1880).

ROUHAUD. — Lésions placentaires dans l'albuminurie (Thèse Paris, 1887).

RYERSON. — Le travail prématuré peut-il faire recouvrer la vue dans la rétinite albuminurique de la grossesse? (Med. Rec., 21 mars 1888).

SCHRŒDER (Carl). — Manuel d'accouchements (Trad. Charpentier, Paris, 1875).

SIMPSON. — Albuminuria in puerperal and infant. convuls. and in puerp. amaurosis. (Edinb. Monthly Journ., 1852, et Edinb. med. Journ., août 1855).

— Clinique obstétricale et gynécologique (Trad. Charpentier, Paris, 1874).

TARNIER. — De l'efficacité du régime lacté dans l'albuminurie des femmes enceintes, etc. (Progrès méd., 11 déc. 1875).

TARNIER et BUDIN. — Traité de l'art des accouchements. Paris, 1886.

VARNIER. — Albuminurie et éclampsie. (Revue pratiq.-d'obst. et d'hygiène de l'enfance, 1888).

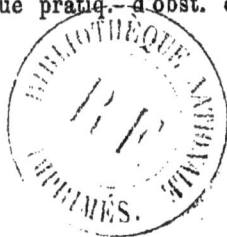

www.ingramcontent.com/pod-product-compliance
Lightning Source LLC
Chambersburg PA
CBHW071257200326
41521CB00009B/1799